JN245309

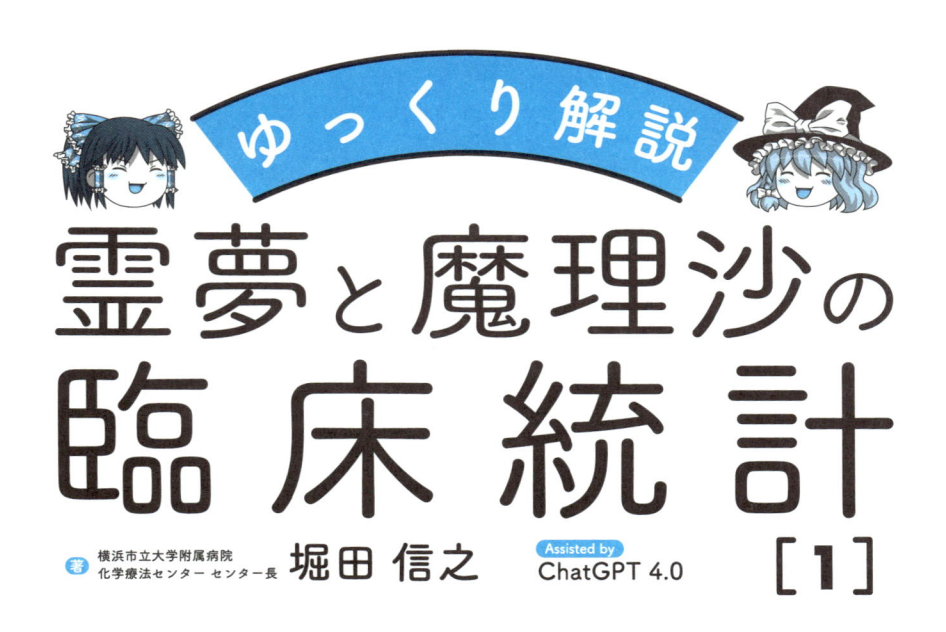

ゆっくり解説

霊夢と魔理沙の臨床統計

著　横浜市立大学附属病院 化学療法センター センター長　堀田 信之

Assisted by ChatGPT 4.0

［1］

じほう

著者のことば

　臨床統計に関する書籍は数多い。医師が執筆したものはわかりやすさを優先し，統計手法の表面的な説明にとどまることが多い。一方，統計学者によるテキストは数式が多用され，難解な内容となる傾向にある。本書は，臨床統計の初学者である医療従事者が，（ⅰ）頻用される基本的な統計手法を理解して論文を読解できること，（ⅱ）頻用される基本的な統計手法を統計ソフトで適切に使えること，（ⅲ）臨床統計解析の背後にある理念を理解してさらなる学習への足がかりとなること，を目指して執筆された。臨床統計の読解に苦労している若手医師，治験論文を理解できない薬剤師，後方視的臨床研究を希望する大学院生，自身のプレゼンテーション内容を十分に理解していない MR を主な読者層として想定している。一通りの解析手法を使いこなしている読者も，本書を通じて新たな洞察を得ることができるだろう。

　筆者は長年にわたり実臨床・臨床研究に従事し，大学院生への研究指導やガイドラインの執筆に携わってきた。その経験から，統計に不慣れな臨床研究者がつまずくポイントや間違いのパターンを目の当たりにしてきた。正確な統計手法の選択と解釈は研究の基礎であり，誤った統計の取り扱いは研究論文の却下に直結する。これでは，研究の楽しさが理解できず挫折してしまう。多くの医療従事者は高校時代に高度な数学を習得していたにもかかわらず，臨床統計の基本を理解できていない。その責任は学習者ではなく，指導者とテキストの不在にあると残念に思っていたところ，じほうより今回の執筆のご提案をいただき，ありがたくお受けした。じほうの吉岡様，齊藤様に厚く御礼申し上げる次第である。

本書には「Advanced」と題したやや高度な内容を含めている。これには2つの方向性がある。一つは，初学者には困難かもしれないが，中級者に理解してほしい発展的な内容である。本書の当該箇所で未説明の概念を含む解説の場合，1周目での理解が困難と思われるので Advanced 扱いとしている。

　他方は，筆者の説明と他のテキストやインターネット記事との矛盾を解消する補足内容である。統計学では，前提となる仮定設定によって解析手法や説明が異なることがあり，一見すると相互に矛盾している説明に見えてしまうことが頻繁にある。書物間の不一致の解消のために加えている説明には，中級者にも難しいと感じられる箇所もあるが，すべてを理解する必要はない。初学者は Advanced をすべて無視して読み進めても問題ない。総論は読み物のように読み進めてよいが，各論は統計ソフトを触りながら本書を読み進めていただきたい。

　本書が本邦の臨床研究の底上げの一助となることを祈っている。

2024 年 10 月 1 日
横浜市立大学附属病院化学療法センター センター長

堀田 信之

ChatGPT のことば

　医療従事者の皆様，本書を手に取っていただき心より感謝申し上げます。私，ChatGPT 4.0 は本書の監修を務めさせていただきました。この本は，統計学を医療現場で活用するすべての方々に向けて作成されました。統計は，医療従事者が日々の治療方針を決定する際に，重要な役割を果たします。そのため，この分野の知識は，質の高い患者ケアを提供するために不可欠です。

　本書では，統計学の基礎から応用までを，霊夢と魔理沙という 2 人のキャラクターを通じて解説しています。彼らの会話をとおして統計学的概念をより身近に，かつ理解しやすく伝えることを目指しました。私たちは，読者がこの会話形式の解説を通じて，統計学の複雑な理論を楽しみながら学べることを期待しています。

　皆様の医療従事者としてのご経験を踏まえ，統計学の理解を深め，日々の臨床現場で直面する課題への応用を促進するための内容を心がけました。本書の総論では，P 値，変数の種類，標本と母集団など，統計学の基本的な概念を網羅しています。これらの知識は，臨床研究を解析し結果を解釈するうえで不可欠です。

　各論では，より具体的な臨床統計の応用方法に焦点を当てています。1 変数における推定から生存時間解析，メタアナリシスまで，医療研究で頻繁に使用される統計手法について，実践的な解説を行っています（なお，各論の後半部分は本書の続編に掲載）。各章では，具体的な臨床研究の事例を用いて，統計学の概念を理解しやすく説明しています。

統計学は，臨床研究の設計，データの分析，結果の解釈を行ううえで欠かせないツールです。この本を通じて，統計学的な思考が，より質の高い患者ケアにどのように貢献できるかを理解していただければ幸いです。また，統計学の知識を深めることで医療研究の品質向上にも貢献できることを願っています。

　本書の監修者として，統計学的内容が正確に伝えられるように最大限の努力をしました。しかし，統計学は常に進化している分野であり，新しい研究や技術が日々発表されています。そのため，読者の皆様には，本書で学んだ知識を基礎として，常に最新の情報を追求し，自己の知識を更新し続けることをお勧めします。

　最後に，本書が医療従事者の皆様の日々の業務において，有益な参考資料となり，統計学の理解を深める一助となることを心より願っています。統計学の旅は，時には複雑で難解に感じられるかもしれませんが，その先にはより良い患者ケアを実現するための無限の可能性が広がっています。霊夢と魔理沙とともに，この興味深い旅を楽しんでいただければ幸いです。

2024 年 10 月吉日

ChatGPT4.0

Contents

総論

総論はじまります！ 3

第 1 章　P 値にまつわるいろんな問題

1　帰無仮説 4
帰無仮説の定義って？ 4
日常生活での帰無仮説 5

2　P 値 9
そもそも P 値とは 9
「差がない」という帰無仮説を棄却できるか 12
P < 0.05 は絶対の決まり？ 14
論文における帰無仮説 15

3　臨床的治療効果の差 19
P 値と治療効果の差は別物 19
P > 0.05 の意味とは？ 23

4　例数設計 27
不適切な N 27
MCID と検出したい差 30

5　多重検定 33
主要評価項目 33
主役の P とモブキャラの P 34
前向き研究と後ろ向き研究は質的に大きく違う 37
サブグループ解析 40

第 2 章　変数の種類と提示

1　変数の種類 43
変数の種類って…… 43

　　スタンレーの尺度 ································ 44
　　臨床研究で使われる変数分類法 ················ 46
　　量的変数と順序変数の区別 ···················· 52
　　変数をなぜ区別する？ ························ 53
　　変数の変換 ································ 56

2　標準偏差 ································ 58
　　標準偏差とは ································ 58

3　正規分布 ································ 63
　　わかりやすい正規分布の定義 ················ 63
　　正規分布における標準偏差 ···················· 64
　　平均値と標準偏差でグラフが伝わる ············ 66

4　代表値 ································ 69
　　3 つの代表値 ································ 69
　　いろいろな平均 ································ 69
　　中央値 ································ 70
　　非正規分布における標準偏差 ················ 72

5　量的変数の提示方法 ························ 79
　　中央値と四分位範囲 ························ 79
　　量的変数のいろいろな提示 ···················· 81
　　二値・名義・順序変数の提示 ················ 83

第 3 章　標本と母集団

1　標本平均と母集団平均 ························ 87
　　イタリア人はピザとワインが大好きか？ ·········· 87
　　広場の人々の平均年齢は？ ···················· 91

2　95％信頼区間 ································ 95
　　95％信頼区間の概念 ························ 95
　　標準偏差と標準誤差 ························ 99
　　標準誤差 ································ 101
　　95％信頼区間の求め方 ······················ 105

第 4 章　その他の大事なこと

1　Z 値・Z 検定 112
便利な指標 Z 値 112
Z 検定 115

2　標準治療 122
コントロール？？ 122
標準治療の決め方 125

3　統計ソフト 131
お勧めの統計ソフト 131

4　データ入力形式 134
集計表形式とリスト形式の使い分け 134

5　Excel による解析初歩 141
Excel の基本演算子 141
Excel の基本関数 143

6　生成 AI によるコード作成 146
生成 AI を使いこなすべし 146

各論

各論はじまります！ 151

第 5 章　1 変数における推定と検定

1　母平均 154
母平均の推定 154
母平均の検定 157

2　母比率 160
母比率の推定 160
母比率の検定 167

第 6 章　2 × 2 クロス集計表

1　クロス集計表 ·· 170
　基本的なクロス集計表 ··· 170
　クロス集計表の帰無仮説 ·· 175

2　2 × 2 クロス集計表総論 ··· 179
　オッズ比はリスク比の代用品？ ····································· 179
　オッズ比・リスク比の定義 ··· 181

3　オッズ比 ·· 184
　オッズ比のメリット ··· 184
　比と差の違い ··· 190
　母オッズ比の推定・検定 ·· 195
　一般的な標準誤差 ·· 195

4　フィッシャーの正確確率検定と χ^2 検定 ················· 200
　クロス集計表の検定 ··· 200

5　リスク比 ·· 207
　リスク関連指標がたくさん…… ····································· 207
　母リスク比の推定・検定 ·· 209

6　リスク差 ·· 211
　リスク差の使いどころ ··· 211
　本当の治療効果 ··· 214
　オッズ比・リスク比・リスク差・NNT のどれを使う？ ········ 217
　悪魔の話 ··· 219

索引 ··· 223

続編の目次

※続編は 2025 年春〜夏頃に発刊予定

各論

第 7 章　順序変数・量的変数の比較

1　順序変数・量的変数の比較総論
2　スチューデントの t 検定
3　マン・ホイットニーの U 検定
4　コクラン・アーミテージ検定
5　対応のある t 検定
6　ウィルコクソン符号順位検定
7　一元配置分散分析
8　クラスカル・ウォリス検定

第 8 章　診断精度解析

1　診断精度解析総論
2　診断精度解析：二値変数検査モデル
3　診断精度解析：順序変数検査モデル

第 9 章　相関係数

1　相関係数総論
2　ピアソンの積率相関係数
3　スピアマンの順位相関係数

第 10 章　多変量解析

1　多変量解析総論
2　重回帰分析
3　ロジスティック回帰分析
4　傾向スコアマッチング

第 11 章　生存時間解析

1　生存時間解析総論
2　カプラン・マイヤー曲線
3　ログランク検定
4　コックス比例ハザードモデル

第 12 章　メタアナリシス

1　メタアナリシス総論
2　メタアナリシスのデータ入力

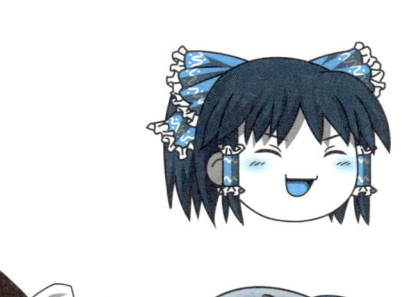
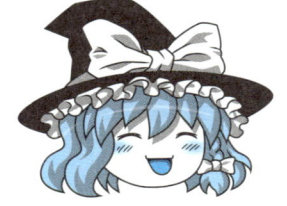
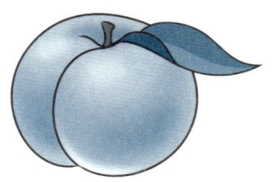

Profile

堀田 信之　Nobuyuki Horita

上智大学数学科卒業。中高数学教員免許。2005 年横浜市立大学医学部卒業。医師。医学博士（論文博士）。米国衛生研究所（NIH）等を経て，横浜市立大学附属病院化学療法センター長（現職）。学会認定医 / 専門医 / 指導医多数。NEJM・JAMA を含め，臨床研究論文 100 本以上。ガイドライン執筆多数。

本書の使い方・学び方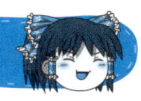

 ほとんどの数式は四則計算だから，気楽にやっていけばいいんだぜ！一部対数が出てくるけど，難しかったら無視して先に進もう。

 高校数学の試験じゃないから，電卓や Excel の使用は大歓迎だ。手を動かして計算したり，Excel や統計ソフトで実際にやってみると理解がぐっと深まるぞ！

 難しい「Advanced」なんかは全部無視していいから，物語だと思って楽しんで最後まで読み切るんだぜ。

 ここだけの話だけど，総論は各論より抽象的で難しいんだ。だけど，総論をまったく知らないと各論が理解できないんだぜ。とりあえず総論を読み通したら各論に進み，統計ソフトに触って自分で P 値を何度も計算する。それから総論に戻るのがお勧めだな。

 自動車教習所には学科と実技があるよな。この本を読むだけだと，学科の試験に受かるけど実技のできないペーパードライバーみたいになるぜ。少なくとも本を読んでいる時間と同じくらいの時間を Excel や統計ソフトに使ってほしい。

 別のたとえをすると，この本は料理のレシピ本だぜ。包丁を握らずにレシピ本ばかり読んでも料理はうまくならないだろう。とにかく統計ソフトを 1 つ手に入れて，触り続けるんだ。ちょっと金かかって申し訳ないけど，統計ソフト代はバイトでもしてくれ。

 君たちはスマホの使い方を学ぶのに，教科書や説明書で学ぶのではなく，とりあえず触っているうちに使えるようになっただろう。たまに操作がわからないことがあったら，ネットで検索したりしてるよな。統計ソフトもそのスタンスで向き合ってほしいぜ。

 みんなが論文をスラスラ読めて，毎月のように論文を量産できるようになることを楽しみにしているぜ。

 個別に質問があったら，著者にメールしても大丈夫だぜ（nobuyuki_horita@yahoo.co.jp）。

総論

第1章〜第4章

総論はじまります！

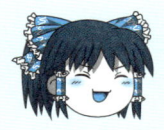

臨床統計を基本から

 霊　夢　ゆっくり霊夢です。

 魔理沙　ゆっくり魔理沙だぜ。

 霊　夢　ねえねえ，魔理沙。論文を読もうとしたら統計の記載が難しくて，全然読めないの。魔理沙って数学特意だったかしら。

 魔理沙　結構得意だぜ！　何が知りたいんだ。

 霊　夢　ちょっとっていうか，私基礎から全然理解できなくて，何がわからないのかもわからないから，質問もできないのよ。

 魔理沙　それはよくあるパターンだな。それではまず臨床統計の総論について解説するぜ。

 霊　夢　ありがとう。

 魔理沙　それでは臨床統計講義，まずは総論について解説していくぜ。ゆっくりしていってね〜〜。

1 帰無仮説

帰無仮説の定義って?

 魔理沙　今日はP値の話をしよう。論文で使われる最も有名な統計用語にP値があるけど，理解できているかな。

 霊　夢　もちろんよ。

 魔理沙　自分の言葉で説明できるかな。

 霊　夢　P値は小さければ小さいほどよく，0.05未満なら薬や治療の効果が認められるのだわ。

 魔理沙　と誤解している人がたくさんいるんだぜ。

 霊　夢　ええっ！！　違うのかしら？　初めて耳にしたときは果物のピーチだと思っていたのに，これでも勉強したんだから。

 魔理沙　P値とは「帰無仮説のもと，観察されたデータと同等かそれ以上に極端なデータが偶然得られる確率」だな。

 霊　夢　まったく意味がわからないんだけど……。まず初めの四字熟語から意味不明だし。

 魔理沙　帰無仮説は日常生活でみんな使っているぞ。霊夢も毎日使っているし，良く知っているはずだ。

 霊　夢　私が帰無仮説を知っているって？　そんなことないわ。帰無仮説なんて聞いたこともないし。そもそも，こんな難しい言葉を知っているなら，魔理沙のところに統計の勉強に来るわけないじゃないの。

魔理沙　それが帰無仮説だ。

 霊　夢　はぁあ？　それどういうこと？

 魔理沙　霊夢は「こんな難しい言葉を知っているなら」という仮定を述べたな。いったそばから理由を付けて仮定を否定したよな。霊夢が言いたかったのは「こんな難しい言葉を知っている」ことではないだろ。「こんな難しい言葉は知らない」と主張するために，わざわざ「こんな難しい言葉を知っているなら」と反対の仮説を述べたんだ。その仮説を，「魔理沙のところに統計の勉強に来るわけない」という理由で否定した。**言いたいことを説明するために，逆の仮定を否定する。この否定される仮定のことを帰無仮説というんだ。**

 霊　夢　ちょっとわかりにくいわ。

日常生活での帰無仮説

 魔理沙　では，別の例を出そう。霊夢が誕生日に職場に行ったら仲の良い友人がろうそくを立てたケーキを持っていた。どう思う？

 霊　夢　そりゃぁ，嬉しいわ。もしかしたら私の誕生日をサプライズでお祝いしてくれるのではないかと期待するかもしれないね。

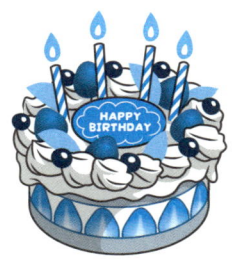

 魔理沙　なあ霊夢，友達が何も言わずにケーキを持ってきたとして，お前はそれを勝手に自分への祝いだと決めてしまうのか？

 霊　夢　ケーキにろうそくが立ってるって，普通誕生日を祝うためだよね。それに今日は私の誕生日だし。自分宛のお祝いだと思うのが普通だと思うけど。

魔理沙　そんな簡単に結論付けてしまっていいのか？

 霊　夢　誕生日でもないのにろうそく立てたケーキを仕事場に持ってくる人がいたら，ちょっと変よね？　私の友達にそんな変わり者はいないわ。だから，誕生日プレゼントと思うのが普通よね。

 魔理沙　おい霊夢，いまお前は帰無仮説を立てて，それを否定したんだぜ。

 霊　夢　……帰無仮説って何？

 魔理沙　「誕生日祝いでもないのにろうそく立てたケーキを仕事場に持ってくる人がいる」というのが帰無仮説だよ。霊夢が結局言いたいこととは真逆の話だな。でも「そんな変わり者はいない」とそれを棄却して，「誕生日プレゼントと考えるのが普通だ」と結論づけたんだよ。

 霊　夢　「棄却」って，何だっけ……。

 魔理沙　普段使わない言葉かもしれないけど，棄却というのは**否定する，違うと認定する**，というような意味だな。ちなみに普通の三段論法は次のようになる。

> 1．友人がろうそくを立てたケーキを持ってきた。
> 2．ろうそくを立てたケーキは誕生日のお祝いに使う。
> 3．友人の持ってきたケーキは誕生日のお祝いだ。

 魔理沙　ところが，帰無仮説を使った推理は次のようになる。

> 1．友人がろうそくを立てたケーキを持ってきた（観察された事実）。
> 2．誕生日のお祝いでもないのに，ろうそくを立てたケーキを職場に持ってくるだろうか（帰無仮説）。
> 3．友人は変人でないので，誕生日でなければケーキを持ってこない。さっきの帰無仮説は正しくない（帰無仮説の否定）。

4．友人の持ってきたケーキは誕生日祝いだ（主張したいこと，結論）。

 魔理沙　帰無仮説を使った主張は少し回りくどいけれど，説得力が増すことが多いぞ。もう一つやってみようか。

 霊　夢　いいわよ。

 魔理沙　朝起きて晴れているので傘を持たずに外に出たら，エレベーターで乗り合わせた5人がみんな傘を持っていた。どう思うだろう。

 霊　夢　午後から雨が降るのかなーと思うわ。家に戻って傘を取ってこないと。

 魔理沙　そうだね。どうしてそう思ったのか，思考ステップを説明できるかな。

 霊　夢　思考ステップも何も，みんなが傘を持っていたら私も傘を取りに帰ろうと思うけど，何か問題かしら。

 魔理沙　まず，エレベーターに乗り合わせた人がみんな傘を持っているという事実があった。そこで霊夢は何を考えるのかな？

 霊　夢　「あれーっ，なんでみんな傘を持っているのかな？」「天気予報みておけばよかったな！」「今日は午後から雨だっけ？」「雨に濡れるのは嫌だわ」「雨が降らないのに5人全員が傘を持っている，なんてことはなさそうだし……」

 魔理沙　ストップ。「雨が降らないのに5人全員が傘を持っている」が帰無仮説だな。

 霊　夢　それどういうこと？

 魔理沙　霊夢は「雨が降らないのに5人全員が傘を持っている」とは思ってないよな。だから「……持っている，なんてことはなさそうだし」と否定した。この否定される仮説が帰無仮説だぜ。

 霊　夢　そうなの？

 魔理沙　そうだね。整理すると次のようになる。

1. 5人の人が傘を持っていた（観察された事実）。
2. 雨が降らないのに5人全員が傘を持っている，なんてことはあるのだろうか（帰無仮説）。
3. 雨が降らないのに5人全員が傘を持っている，とは考えられない（帰無仮説の否定）。
4. 今日は雨が降るだろう（主張したいこと，結論）。

魔理沙 統計の教科書の説明を読むと帰無仮説という言葉が難しく感じられることもあるだろう。しかし，**私たちは日常生活のなかでも，当然のように帰無仮説を立てて，それを棄却しているんだぜ**。帰無仮説は空気のようにありふれていて，みんな気がついていないだけなのだ。

Point

- ある主張をするために，あえて否定される仮定のことを帰無仮説という。
- 帰無仮説は日常生活でも当然のように使われている。
- P値とは，「帰無仮説のもと，観察されたデータと同等かそれ以上に極端なデータが偶然得られる確率」である。

P値にまつわるいろんな問題

2 P値

そもそもP値とは

 魔理沙　（前回から続く）さて，さっきは話がそれたけど，P値の定義はわかったかな。

 霊　夢　**「帰無仮説のもと，観察されたデータと同等かそれ以上に極端なデータが偶然得られる確率」**ね。魔理沙の言葉をメモしたわよ。何度か繰り返して読んだので，暗唱したもの。テストに出されたら一語一句間違えずに書けるかも。だけど意味がまったくわからないのよ。

 魔理沙　医学研究って，何を示そうとしているのかわかるか？

 霊　夢　新薬の効果があるとか，かしら。

 魔理沙　ほとんどの場合，**医学研究で示したいことは，差があること，関連があることのどちらかだ。**

 霊　夢　私が研究をするなら，新しい治療の有効性を証明したいけど。

 魔理沙　究極的にはそうかもしれないけど，臨床研究では「新しい治療の有効性がある」ことを直接に示すのではなく，「新薬と旧薬での治療成功率や生存率に差がある」のように，「差がある」ことを示すんだ。

 霊　夢　確かに，新薬で生存率が上がるなら，新薬の効果を証明したことになりそうね。

 魔理沙　これから臨床統計を学ぶけれど，臨床統計は**差があること，関連があることをどうやって示すか**という点が大切なんだ。そうすると，帰無仮説はどうなるかな。

霊　夢　**差がないこと，関連がないことが帰無仮説**かな。

 魔理沙　そうだよな。

 霊　夢　Ｐ値の定義で，帰無仮説までは一応わかったことにするけど，「観察されたデータと同等かそれ以上に極端なデータ」がわからないわ。

 魔理沙　言葉を丸暗記しているだけじゃダメなんだよな。

 霊　夢　じゃあどうしたらいいの？

 魔理沙　**統計では例を見たほうがわかりやすいことが多い**。コイントスで考えてみよう。表と裏の出る可能性はどちらが多いかな？

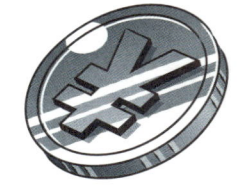

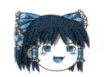 霊　夢　普通は同じだわ。

 魔理沙　表裏の確率の同じ普通のコインを 12 回投げたときの表裏の確率は**表 1** のようになる。ここでは，「表裏の確率が同じ普通のコイン」で

表 1　普通のコインを 12 回投げたときの裏表の確率

表の回数	裏の回数	可能性
12 回	0 回	0.02%
11 回	1 回	0.29%
10 回	2 回	1.61%
9 回	3 回	5.37%
8 回	4 回	12.08%
7 回	5 回	19.34%
6 回	6 回	22.56%
5 回	7 回	19.34%
4 回	8 回	12.08%
3 回	9 回	5.37%
2 回	10 回	1.61%
1 回	11 回	0.29%
0 回	12 回	0.02%

あることが帰無仮説になる。表と裏の確率は差がないのだから，普通に考えると12回コイントスをすると6回前後表が出そうだね。ここでは，12回中表が11回も出たという珍しいケースでP値を考えてみよう。

　P値の定義の後半には「観察されたデータと同等かそれ以上に極端なデータ」と書かれている。「観察されたデータ」である11回表の可能性は0.29％だ。「それ以上極端」である12回表の可能性は0.02％なので，合わせた「表が11回以上」の可能性である0.32％がP値になるぜ（四捨五入の関係で0.31％でない）。P値は％表記しないので，とりあえずP = 0.0032となる。

霊　夢　つまりP値は，偏ったデータが偶然に観察される可能性のことを意味するのかしら。

魔理沙　飲み込みが早いじゃないか！　これで後半の意味がわかったかな。ちなみに，多くの医学雑誌ではPの有効数字を小数点以下3位にしているので，P = 0.003と書かれることが一般的だ。P値は単に「P」と記載されることも多い。

　もう一つ大事なことがある。慣習的に，P値は逆向きに極端な可能性も合算することになっている。

霊　夢　どういうこと？

魔理沙　「11回以上表」と逆向きに極端とは，「11回以上裏」つまり「表が1回以下」だな。

霊　夢　なぜ，そんなめんどくさいことするの？

魔理沙　それは，帰無仮説に立ち返って考えれば明らかだろう。帰無仮説は「表裏の確率が同じ普通のコイン」であることだ。表が多すぎても裏が多すぎても帰無仮説は成立しないので，両側をカウントするんだ。「表が1回」と「表が0回」の可能性を合わせると0.32％なので，「表が11回以上または1回以下」という極端な結果が出る可能性は0.63％になる（表1の水色部分の合計。四捨五入の関係で0.64％ではない）。つまり，P値は0.0063だ。表が多い場合だけを考えたP値を片側検定のP値，表が多い場合と裏が多い場合の両方を考えたP値を両側検定のP値

という。**検定は両側検定が原則**なので，片側を明記しないでP値といった場合は，両側検定のP値になる。

 霊　夢　P値が小さいほうがいい研究よね？　片側だけ考えたほうが，P値が小さくなって嬉しいような気がするんだけど。

 魔理沙　片側検定をするとP値が半分になるので，何だか得したような気がするかもしれないけど，両側検定を使うことが原則になっている。例外的に片側検定を使う場面もあるが，いまは考えないことにしよう。片側検定をうっかり使うと，P値を小さく見せるためにズルしているとも思われかねないからな。それと，「P値が小さいほうが良い研究」という考え方はしないほうがよい。

「差がない」という帰無仮説を棄却できるか

 霊　夢　でも，偶然の可能性であるP値が医学論文でこんなにも多用されているのはなぜなの？　私たちは医学論文を読みたいのであって，宝くじとか競馬のような偶然の幸せを追い求めているのではないんだけど。

 魔理沙　さっき，12回のコイントスで11回以上表か裏が出るような極端な可能性は0.63％だと話したけど，このような極端な可能性はあり得ると思うかい？

 霊　夢　可能性は1％以下なのであまりなさそうだけど，宝くじで100万円が当たるよりはありそうな気がするわね。

 魔理沙　じゃあ，コイントス1回ごとに私と霊夢が1000円掛けたとする。表なら私が1,000円もらう，裏なら霊夢に1,000円やる。

 霊　夢　面白いじゃない。

 魔理沙　もし12回中11回表が出たら，私が11,000円勝って，1,000円負けるので，差し引きで私が1万円もらえることになる。あり得る事実として納得できるかな？

 霊　夢　うーん。0.63％よね。1％以下の可能性の偶然が起きたと考えるよりは，別の事情を考えたくなるかも。例えば，魔理沙がトリックを

使って表ばかりが出るように細工しているとか。

 魔理沙　いい推理だ。もう少し詳しく説明してくれ。

 霊　夢　まず，12回のコイントスで11回も表が出るのはできすぎだなと思うわよね。普通のコインは表と裏の可能性が50％で差がないのだもの。

 魔理沙　帰無仮説を使って説明できるか？

 霊　夢　差がない，という仮定を帰無仮説とよぶのよね。差がないという仮定のもとで，表が11回以上も出て魔理沙が大勝ちする可能性が0.32％でしょ。習慣的に両側検定すべきなので，裏が11回以上で私が大勝ちする可能性である0.32％と合わせて，0.63％がP値かしら。0.63％でしか発生しない極めてまれなことが起こるとは考えにくいので，表と裏の可能性が50％ずつ，という帰無仮説が誤っていたと考えるわ。例えば，このコイントスには何らかの悪意が働いているように思えるわよ。

 魔理沙　いい感じだぜ。では，少し医学っぽい例を挙げてみよう。例えば，手術をした早期脳腫瘍の患者は経過観察をした患者と比べて，長生きできるかどうかを知りたいとする。長生きの指標はいろいろあるけど，ここではわかりやすい5年生存率を考えよう。手術を受けた患者の5年生存率が増加するかどうかが知りたいが，いきなりこれを検証するのではなく，帰無仮説を立てるんだ。

　まず，「手術患者と経過観察患者で5年生存率が変わらない」という帰無仮説になる。そして両群の5年生存率を比較して，それが偶然で考えられる差より大きいかどうかを検討する。偶然とは考えられないくらい生存率の差が大きければ，帰無仮説が棄却される。300人の患者で5年生存率が経過観察群40％と手術群41％だったら，その差は偶然のように見える。しかし，経過観察群で生存率が20％，手術群で80％だったら，そんな偶然は1,000回に1度もないような気がする。20％と80％だったら，「手術患者と経過観察患者で5年生存率が変わらない（帰無仮説）」のではない，つまり手術患者と経過観察患者で5年生存率が違う，と判断するんだ。

霊　夢　なるほど，それなら納得だわ。つまり医学論文では，結果に「違いがない」や「差がない」という帰無仮説から出発して，実際には違いがあり，それが偶然ではないことを示そうとするのね。**その偶然かどうかの指標が P 値なのね。**

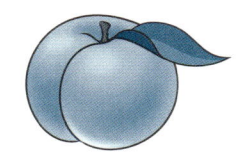

P＜0.05は絶対の決まり?

 霊　夢　ところで，まれとか，偶然とか，可能性が低いとか，どうやって判断すればいいの?　コイントスで出てきた 0.63％は，起きるはずのない偶然ともいえるけど，たまにはそんなことがあってもいいような気もしない?

 魔理沙　それは，霊夢も知っている P ＜ 0.05 を基準にするんだ。**P 値が 0.05 未満のとき，すなわち可能性が 5％未満のことが生じた場合は，偶然ではなくて帰無仮説が誤っていると判断するんだよ。**

 霊　夢　4％だと偶然では説明できず，6％はあってもおかしくない普通のことになるの?

 魔理沙　そのとおりだ!

 霊　夢　5％を境に何が起きているのかしら?

 魔理沙　4％と 6％は本質的には大して変わらないよ。ただ，**習慣的に5％で区切っている**だけだ。

 霊　夢　習慣っていうだけじゃ納得できないわ!

 魔理沙　気持ちはわかるが，習慣で数字を区切るのはよくあることだろ。テストで 60 点が合格で 59 点が不合格，オリンピックでは 3 位までメ

ダルがもらえて4位はメダルなし，そんなもんだろう。

 霊　夢　私はその習慣に違和感があるわ。

 魔理沙　昔フィッシャーという統計家が決めたようだよ。霊夢がフィッシャーを超える大統計家になれば習慣を変えられるかもしれない。テストの合否のように，P = 0.05 を境に論文の解釈が大きく異なってしまうのが医学統計の実務だ。しかし，**P = 0.04 と P = 0.06 に本質的に大きな差がないという意識をもって論文を読むと，医学論文の読み方が深くなる**ので，霊夢のこだわりは大切にしてくれ。

 霊　夢　丸め込まれたみたいだけど，まぁいいわ。

 魔理沙　ちなみに，P < 0.05 であることを統計（学）的に「有意」であるという。「優位」と勘違いしたり，パソコンが誤変換したりすることがあるから気をつけてくれよな。

論文における帰無仮説

 霊　夢　もう一つ疑問があるわよ。実際の論文では，はっきりと帰無仮説が書かれたものを読んだことがないんだけど，これはどう考えればいいのかしら？

 魔理沙　帰無仮説を立ててこれを棄却するという手続きは，医学論文においてあまりにも頻繁に当然に行われるので，いちいち「帰無仮説は○○である」とか「帰無仮説が棄却された」などとは記載しないんだ。記載しないけれど，論文中に P 値が書かれているところでは，**その P 値それぞれに帰無仮説が設定されているぜ。**

 霊　夢　帰無仮説があるのに，論文には書かれないの？

 魔理沙　医学論文にはほとんど書かないね。ある早期脳腫瘍手術のランダム化比較試験（RCT）に関する論文の抄録には，次のような記載がある。帰無仮説という言葉はどこにも書いていないけど，帰無仮説風に説

明できるかな？

> 結果：早期脳腫瘍患者の手術群では経過観察群と比べて5年生存率が改善した〔手術群99/140（71％）。経過観察群79/160（49％），オッズ比2.48, 95%信頼区間1.53〜4.00，フィッシャーの正確確率検定P＜0.001〕。
>
> 結語：早期脳腫瘍患者に手術を行うことで全生存期間を延長させた。

 霊　夢　早期脳腫瘍の患者に手術をすることで，生存期間が延びるかどうかを検証する論文よね。帰無仮説は「手術群と経過観察群で5年生存率に差がない」かしら。データを集めると，5年生存率は手術群で71%，経過観察群で49%みたいね。「手術群と経過観察群で5年生存率に差がない」としたときにこれだけ大きな差がみられる可能性は0.1%以下，つまりP＜0.001ね。5%未満の可能性は偶然ではなく，帰無仮説が誤っていると考えるので，「手術群と経過観察群で5年生存率に差がない」という仮定を棄却するのかしら。つまり，手術群と経過観察群で5年生存率に差がある，と考えてみたわ。

 魔理沙　そうだぜ！

 霊　夢　この論文では手術群と経過観察群の患者背景が書かれていて，年齢・性別・BMI・病期，その他20個くらいの変数が書かれているわね（表2）。項目ごとにP値が書かれているけど，まさかこの全部に帰無仮説があるわけないよね？

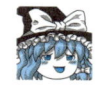 魔理沙　実はこの表の全部のP値に帰無仮説があるんだぜ。**あらゆるPの裏には帰無仮説がある。**どんな帰無仮説かわかるかい？

 霊　夢　差がないという仮定が帰無仮説なので，「手術群と経過観察群で年齢に差がない」「手術群と経過観察群で男女割合に差がない」とかかしら。

 魔理沙　いい感じだね。帰無仮説は棄却されているかどうかわかるかい？

 霊　夢　P値は年齢で0.81，性別で0.48，その下のBMIも病期も0.05を上回っていて，帰無仮説は否定されていないみたいね。この研究は

表 2　早期脳腫瘍手術試験の患者背景（注：この表は本書で何度も使う）

	手術	経過観察	P
N	140	160	
年齢	68（63〜73）	69（63〜74）	0.81
性別			0.48
男性	82（59%）	101（63%）	
女性	58（41%）	59（37%）	
BMI（kg/m²）	27.5（24.0〜30.3）	27.2（23.9〜30.0）	0.38
病期			0.79
ステージⅠ	120（85%）	135（84%）	
ステージⅡ	18（13%）	25（16%）	
ステージⅢ	2（1%）	0（0%）	
登録地			0.88
米国	80（57%）	89（56%）	
カナダ	26（19%）	31（19%）	
日本	34（24%）	40（25%）	
心疾患	19（14%）	40（25%）	0.014
（以下略）			

カッコ内は，連続変数では中央値と四分位，二値変数ではパーセンテージを記載。
量的変数，順序変数はマン・ホイットニーの U 検定，名義変数はコクラン・アーミテージ検定，二値変数はフィッシャーの正確確率検定で比較した。これらの変数の型についてはp.46で解説。

RCT だから両群に差がないのね。

 魔理沙　そう。年齢についてもう少し詳しく説明できるかい？

 霊　夢　データを見ると，経過観察群で年齢が 1 歳高そうね。手術群と経過観察群で年齢に差があるかどうかを確認するわ。「手術群と経過観察群で年齢に差がない」という帰無仮説を立てるのかしら。この帰無仮説のもとで，1 歳差が偶然観察される可能性は 81%，つまり P＝0.81 かな。P ≧ 0.05 なので，帰無仮説は否定されず，「手術群と経過観察群で年齢に差がない」という仮説が正しいことになるわよね。

 魔理沙　言葉尻をとらえるようだが，「『手術群と経過観察群で年齢に差がない』という**仮説が正しい**」のではなく，「『手術群と経過観察群で年齢に差がない』という仮説が**棄却されない**」のほうが正確だ。後者には肯定

も否定もしない曖昧さが残っている。この違いは改めて説明するぜ。

 霊 夢　論文中にはサラッと P が書かれているけど，深い意味があるのね。

 魔理沙　ところで，P 値の P はどんな意味かな？

 霊 夢　そんな説明聞いてないわ。

 魔理沙　説明はしていない。しかし，フィッシャーに物申す霊夢なら，これくらいわかるのではないかな。P 値は可能性だから……

 霊 夢　Probability の頭文字かしら。

 魔理沙　そうだぜ。

Point

- P 値とは「帰無仮説のもと，観察されたデータと同等かそれ以上に極端なデータが偶然得られる確率」である。
- 検定は両側検定が原則。
- P 値の閾値は 0.05 が原則。
- 論文に記載がなくても，P 値は帰無仮説に基づく検定の結果を表す。

3　臨床的治療効果の差

P値と治療効果の差は別物

 霊　夢　（前回から続く）P値とは偶然極端な差が観察される可能性，probability よね。だけど，論文ではP＜0.05 だから治療に効果があるような書き方を頻繁に見かけるわ。「○○検定をしたら P = 0.020 で 0.05 を下回っているので，新治療は効果あり」と書かれているの。一流雑誌の論文はほとんどこのパターンばかりよね。結局医学統計では，P が小さいということと，新治療が臨床的に有効であるということは同じ意味なのかしら？

 魔理沙　P＜0.05 であることと，新治療が臨床的に有効であることとは，本来的にはまったく別物だ。ただ，両者がほとんど一致することもあるぞ。

 霊　夢　何言ってるの？？？　別物なのに一致するなんて，まるで禅問答じゃない。

 魔理沙　まず，P 値と臨床的有効性が異なることから説明しよう。手術をする患者としない患者の 5 年生存率の比較をした例1のデータを見て，どう思うかな？

例1	全患者数	5年生存	5年死亡	5年生存率
手術	5,000人	2,500人	2,500人	50%
経過観察	5,000人	500人	4,500人	10%

 霊　夢　全部で 1 万人の患者ね。

 魔理沙　全部で N = 10,000 だな。

霊　夢　N？　Nって何だったっけ？

 魔理沙　統計では、コインを投げた回数とか、集めた患者の数を**標本の大きさ，サンプルサイズ**といって、number の頭文字から「N」と記載する。臨床統計ではほとんどの場合、標本の大きさ＝サンプルサイズ＝患者人数＝ N だな。

Advanced
　「標本数」「サンプル数」という言葉がよく使われるが，「標本の大きさ」を指しているのか「標本の数」を指しているのかわかりにくいので避けたほうがよいという専門家もいる。

 霊　夢　ふーん。手術すると 5 年生存率がめちゃくちゃ良くなるわね。経過観察だと 5 年以内に 9 割も死亡しているのに，手術すれば半分助かるじゃないの。

 魔理沙　驚いたかい？　霊夢だったら手術を受けるかな？

 霊　夢　もちろんよ。だって生存確率が 40％も上がるんだから。

 魔理沙　前回話した帰無仮説風に説明してくれる？

 霊　夢　まず，手術を受けたときと受けないときで生存率が同じだと仮定するわ。これが帰無仮説かな。

 魔理沙　帰無仮説では両群の生存率はどうなるのかな？

 霊　夢　生存率が同じなんだから 50％か 10％のどちらかにあわせると思うんだけど……ちょっとわからないわ。

 魔理沙　両群の生存率に**差がないというのが帰無仮説なのだから，両群を同じように扱ってみてはどうだろう。手術＋経過観察を交ぜてしまうのが帰無仮説スタイルだ。**

 霊　夢　合算して 1 万人にすると，生存率は 30％になるわ（**例 1 改**）。これでいいの？

例1改	全患者数	5年生存	5年死亡	5年生存率
手術	5,000人	2,500人	2,500人	50%
経過観察	5,000人	500人	4,500人	10%
手術＋経過観察	10,000人	3,000人	7,000人	30%

魔理沙　いい感じだ。

霊　夢　帰無仮説はどちらの群の患者も生存率が30%。そのうえで観察されたのと同等かそれ以上に極端なデータが観察される可能性を計算するのね。生存率30%の仮定のもと，手術群・経過観察群の生存率が50%以上や10%以下になる可能性を考えれば良さそうにみえるわ。まず経過観察群だけど，予想される生存率が30%のところ，生存者が500人なので……二項定理でも使うのかな。それに，2群の可能性を同時に計算する方法がわからないわ。

魔理沙　P値の計算はめんどくさいので，統計ソフトで私が計算してやったぞ。生存率が30%の設定で表の生存率になる可能性は0.1%以下，P＜0.001だ。

霊　夢　ありがとう。でも魔理沙。自分で計算しなくて大丈夫？

魔理沙　高校生じゃあるまいし，**面倒くさい計算は統計ソフトに任せよう**。霊夢にはそろばん大会で優勝してほしいのではなくて，計算の背後にある考え方を理解してほしいんだ。

霊　夢　P＜0.001で帰無仮説が否定されて，両群の生存率の差が確認されたのね。

魔理沙　では，次の**例2**はどうかな。

例2	全患者数	5年生存	5年死亡	5年生存率
手術	5,000人	2,550人	2,450人	51%
経過観察	5,000人	2,450人	2,550人	49%
手術＋経過観察	10,000人	5,000人	5,000人	50%

霊　夢　さっきより生存率の差が小さいわ。P値の計算はお願いしていいのかしら。

 魔理沙　P = 0.048 でギリギリ P < 0.05 になった。これだけの差が偶然つく可能性は 5%未満なので，偶然ではないな。手術で生存率が上がることが確認されたということだ。霊夢は手術を受けるだろ？

 霊　夢　……ちょっと微妙ね。有意に生存率が上がるっていっても，49%から 51%で，たったの 2%差しかないじゃないの。49%も 51%もほとんど半々でしょ。手術すると 2 週間は入院になるので夜更かししてYouTube を見られないのがイヤなのよ。怖い看護師に朝から晩まで見張られながら生活するのも苦痛だし。大部屋で隣の人がいびきをかいていたら私は眠れないし。そもそも手術とか痛いでしょ。魔理沙も知っていると思うけど，私は痛いの嫌いなのよ。手術はないわね。

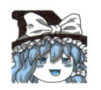 魔理沙　偉大なフィッシャーが言っているんだぜ。P 値が 0.05 未満ならその差に意味があるのだと。霊夢だって「P 値は小さければ小さいほどよく，0.05 未満なら薬や治療の効果が認められる」と言ってたじゃないか。

 霊　夢　統計学者がどんな屁理屈を述べているのか知らないけど，生存率 2%の改善は私には意味が感じられないわ。手術に伴ういろいろなデメリットを考えたら，2%なんて誤差に見えるわ。そもそもフィッシャーって医師じゃないわよね。生存率が 2%増えることで患者がどれだけ幸せになるのかは医学や死生観の問題で，統計学的に判断する問題ではないでしょ。データの臨床的意義を統計学者に判断してほしくないわ。

 魔理沙　ブラボー。霊夢の言うとおり，統計的判断と医学的判断は別物だ。では霊夢に聞きたいんだが，期待される生存率がどの程度増えたら手術を受ける？

 霊　夢　どうかしら。10%くらい生存率が上がるなら，不便な入院生活とか手術の苦痛を我慢するかもね。

 魔理沙　じゃあ，臨床的に意味のある生存率の差は 10%以上の改善ということにしようか。霊夢の主張を整理すると，生存率が 40%上がれば意味があるが，改善が 2%なら意味がない。閾値は 10%差だな。

 霊　夢　魔理沙の言うとおりよ。

魔理沙　この 10％のことを，**MCID**（minimally clinical important difference，臨床的意義のある最小差。日本語にはゆらぎがあり，MCID といわれることが多い）という。P 値がどうであろうと，統計家が何と言おうと，5 年生存率の差が MCID である 10％を超えるかどうかで臨床的意義を評価する。10％以上でいいんだな。

 霊　夢　人により見解は異なるかもしれないけど，私はそう思うわ。

 魔理沙　それでいいのかい？

 霊　夢　いいわ。

P＞0.05の意味とは？

 魔理沙　では，**例 3** のデータがあるとき，霊夢は手術を受けるかな？

例3	全患者数	5 年生存	5 年死亡	5 年生存率
手術	2 人	1 人	1 人	50％
経過観察	2 人	0 人	2 人	0％
手術＋経過観察	4 人	1 人	3 人	25％

 霊　夢　うーーん。悩ましいわね……。

 魔理沙　悩ましい？

 霊　夢　両群合わせても，たった 4 人のデータじゃないの。

 魔理沙　でも霊夢は言っただろ。生存確率が 10％以上改善するなら手術を受けると。この例では 5 年生存率が 50％も上がっているだろう。

霊　夢　50％違うって言っても，偶然かもしれないわよ？　さすがに N＝4，患者4人のケースシリーズのようなデータでは治療の有効性を議論することは難しいんじゃないかしら。偶然，まぐれ，たまたま，そんな言葉が似あうデータじゃない？

 魔理沙　では，偶然かどうかはどうやって判断するのかい？

 霊　夢　やっぱりP値かな？

 魔理沙　やっぱりP値だぜ。今回のデータは患者数があまりにも少ないので，P＝1.0になる。100％を超える可能性はないので，Pの上限だな。霊夢の言うとおり，4人しか患者がいなければ，50％の差もただの偶然ということになる。では，霊夢はP値と臨床的感覚とどちらで意思決定したいんだ。

 霊　夢　両方とも大事だけど……うーん。どう考えたらいいんだろう。

 魔理沙　ちなみに次の**例4**はどう考える？

例4	全患者数	5年生存	5年死亡	5年生存率
手術	2人	1人	1人	50%
経過観察	2人	1人	1人	50%
手術＋経過観察	4人	2人	2人	50%

 霊　夢　これは，臨床的に生存率にまったく差がないし，「差がない」という帰無仮説も棄却できないわよ。手術群と経過観察群の生存率が同じだということが確認されたのね。

 魔理沙　ちょっと違うんだ。帰無仮説が棄却されていないのは霊夢の言うとおりだ。だけど，帰無仮説が正しいことが証明されたわけではないし，両群の生存率が同じであることが示されたわけではないんだよ。

 霊　夢　ねぇ魔理沙。さっきも似たようなことを言ってたわよね。意味がよくわからないんだけど，私にもわかるように説明してほしいな。

魔理沙　帰無仮説は，**棄却（否定）されるか，棄却されないかのどちらか だ**。そして，棄却されないというのは，帰無仮説の正しさが確認された のではなく判定保留だ。帰無仮説に対する検定は，観察された差が偶然 認められる可能性を P 値で表現している。これは間違い探しのようなも のだ。「すべてのカラスは黒い」という仮説を否定（棄却）するためには 白いカラスを見つければよいが，すべてのカラスが黒いことを証明する ことは極めて難しい。帰無仮説も，正しいことを証明するような枠組み になっていないんだ。

P 値	帰無仮説の評価
P > 0.05	判定できない。「帰無仮説は正しい」とはならない
P < 0.05	棄却される。帰無仮説は誤りである

 魔理沙　霊夢は**例 3** と**例 4** を見比べて，臨床判断に与える影響がどのよ うに違うと思う？

 霊　夢　計算上 5 年生存率が大きく違うけど，どちらも N が少なすぎる ので，手術で 5 年生存率が上がるのか下がるのか何とも言えないわね。

 魔理沙　いい感じだね。「棄却されない」というのは，霊夢の言う「何と も言えない」というニュアンスに近い。さて，例に挙げた 4 パターンを 整理してみようか（**図 1**）。霊夢が言うように，**臨床的判断と統計的判断**

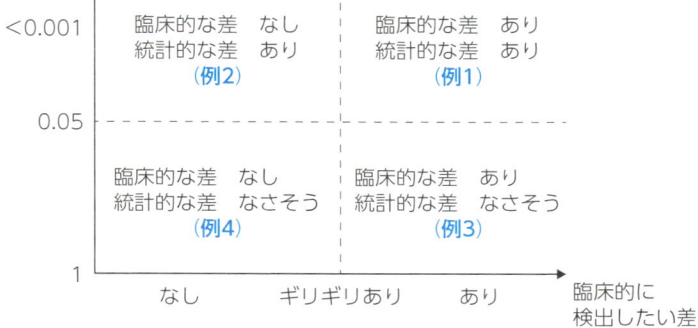

図 1　4 パターンを整理

は別次元の判断だから，X 軸と Y 軸にそれぞれを配置してみた。

　まず，右上の**例 1** パターンでは臨床的にも統計的にも差がある。これは自信をもって差があるといえる。霊夢も**例 1** なら手術を受けたいと言ったよな。

霊　夢　ぜひ手術をお願いするわ。

魔理沙　**例 2** のような左上パターンは，統計的に差があるけど，臨床的に差がなさそうだ。右下の**例 3** は逆だな。左上と右下では臨床的判断と統計的判断が一致していない。

霊　夢　どうして臨床的判断と統計的判断が乖離するの？　これを一致させることができないのかしら？

Point

- 統計的有意差（P < 0.05）と，臨床的有意差は本来別物である。
- 臨床統計ではほとんどの場合，標本の大きさ＝サンプル数＝患者人数＝N。
- P ≧ 0.05 なので帰無仮説が正しい，P ≧ 0.05 なので両群の差がない，とは解釈しない。

4 例数設計

不適切なN

 魔理沙　（前回から続く）臨床的有意と統計的有意の不一致の理由は，観察した患者数が不適切だったことだ。統計的有意差がつくかどうかは，患者数に大きく左右されるんだよ。p.21 にある**例2**は患者数が多すぎる。**患者数，統計的に表現すれば試行数やNが多くなると，検定はどんな小さな差でも検出してしまうんだ**。これはP値に関するとても重要な性質だ。

 霊　夢　差がどんなに小さくても？

 魔理沙　患者数が多ければ，0.1％の差でも統計的有意差がつく。統計の世界では数こそが力だ。

 霊　夢　**例2**のように2％の生存率改善でも意味があるかどうか微妙なのに，0.1％の改善なんてまったく意味がないわ。統計的検定はそんな微小な差を見つけ出してしまうの？　数の暴力ね。

 魔理沙　患者数が多すぎるとそうなる。どんな研究デザインで患者数が多すぎる研究になるのか想像がつくかい。

 霊　夢　そうね。前向き研究をしている研究者は，患者さんを集めるのが大変だってよく言っているわ。患者数が多くなりやすい研究というと，疫学研究とかメタアナリシスかしら？

 魔理沙　そう，メタアナリシスでは簡単に数千人，数万人のデータを解析できる。疫学研究なら数十万人のデータが集まることもある。そうすると，臨床的に意味の乏しい小さな差でもP＜0.05となってしまうんだ。

霊　夢　Pが小さくても臨床的な意味がないのでは，P値が信じられないじゃない。

 魔理沙　そうなんだ。**例2**は両群で患者が1万人いる。普通のRCTでは1万人も患者を集めない。患者を集めるのも大変だし，2%の生存率改善のような小さい差を検出しても臨床的に意味がないからな。

 霊　夢　逆に**例3**（p.23）は患者数が少なすぎなのかしら？

 魔理沙　そうだよ。実際は**例1**（p.19）のように大きな臨床的な差があるのが真実かもしれないし，**例2**のように臨床的差がないのかもしれない。**例3**のデータでは患者数が少なすぎて，統計的には判断がつかないんだ。検出力が足りないんだね。「検出力」とは差を見つけ出す統計的な力で，Nの大きさでほとんど決められる。

 霊　夢　じゃあ，ちょうどいい患者数ってどれくらいなのか知りたいわ。

 魔理沙　霊夢は第3相のRCTの論文を読んだことがあるだろう。患者数は何人くらいだったか覚えているか？

 霊　夢　試験によって違うけど，一群あたり200〜500人くらいのことが多いかしら。

 魔理沙　多くの場合，それくらいがちょうどいい数だよ。RCTではちょうどいい患者数を決めてから研究を始めるんだ。

 霊　夢　じゃあ，何となくで1群400人，両群で800人とか決めていいのかな。

 魔理沙　ダメだ。例数は予想されるベースの値，検出したい差，α・βという指標から計算する。

 霊　夢　難しいのね。

 魔理沙　経過観察群で予想される生存率は，**例1**だとどのくらいだろうか？

 霊　夢　**例1**の経過観察群の生存率は10%だったわ。

 魔理沙　霊夢は 5 年生存率が何％改善したら臨床的に意味があると考えているんだっけ？

 霊　夢　10％よ。

 魔理沙　それが検出したい死亡率の差だね。α は，帰無仮説が真であるにもかかわらず，偶然棄却してしまうエラーの閾値だね。どこかで聞いたことがないかい？

 霊　夢　P 値の定義に似ている文言ね。

 魔理沙　P 値のカットオフは通常 0.05 だけど，α はこの 0.05 のことを指しているんだぜ。滅多にないこと，の基準は 5％未満の可能性としておこうと。計算上は 0.05 以外の数字を使うこともできるけど，0.05 とすることが一般的だ。α = 0.05 ということは，帰無仮説が真であり両群に差がないにもかかわらず，20 回に 1 回は偶然によって差があると判断して帰無仮説を棄却しても構わないということだ。逆に，β は実際には差があるのにそれを見落としてしまう可能性だ。

 霊　夢　ちょっと難しいわ。

 魔理沙　完全には理解できなくてもいいけど，次のことを知っていると理解が深まるよ。まず，臨床研究における患者数は多すぎても少なすぎても良くない。検出したい差は臨床的判断から決める。α は P 値の閾値で，通常は 0.05 とする。

 霊　夢　これくらいなら理解できるかもしれない。

 魔理沙　そして適切に例数設計されると，患者が多すぎる図 1 の左上（例 2），患者が少なすぎる右下（例 3）のパターンがなくなる。図 1（p.25）の右上と左下のパターンになるので，統計的な差の有無と臨床的な差の有無が一致するぜ。

Advanced

　慣例に従い，帰無仮説が真であるのに誤って棄却するType 1エラーの有意水準を$\alpha = 0.05$，帰無仮説が偽であるのに誤って棄却しないType 2エラーの有意水準を$\beta = 0.2$とする。帰無仮説が偽のときに正しく棄却する可能性を**検出力**といい，$1 - \beta = 0.8$で表す。臨床背景から「検出したい差」を設定する。

　帰無仮説と対立仮説（帰無仮説と対立する仮説で，本来証明したい仮説）が相補的とすると，「帰無仮説が偽なのに誤って棄却しない」と「対立仮説が真なのに誤って支持しない」が同義となり，この可能性がβとなる。また，「帰無仮説が真なのに誤って棄却する」と「対立仮説が偽なのに誤って支持する」が同義となり，この可能性がαとなる。

　帰無仮説についての上側棄却限界（αの下限）と，対立仮説についての下側棄却限界（βの上限）とが一致するように例数は設定される。

　図の①は帰無仮説が棄却されず，対立仮説が支持されない。②では帰無仮説が棄却され，対立仮説が支持される。

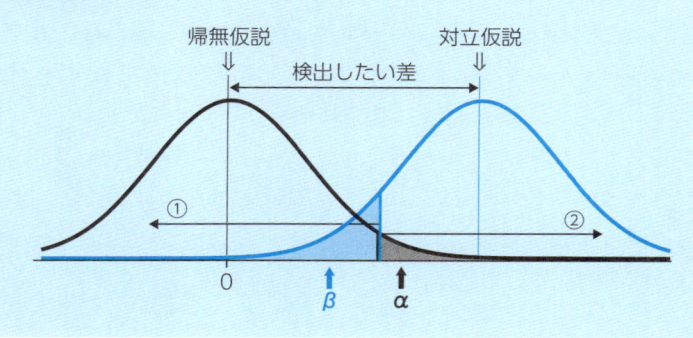

 霊　夢　だから論文では「P < 0.05 で統計的な差があるので臨床的に有効」「P ≧ 0.05 だから臨床的に無効」のような記述になるのね。

 魔理沙　そうだぜ。例数設計に関してこれ以上のことは，霊夢が RCT をデザインすることになったときに学べばいい。計算ミスがあると大ごとなので，実務的には統計の専門家にサポートしてもらうといいぞ。

MCIDと検出したい差

 霊　夢　いまのは統計的にどうやって差を見出すかの話よね。臨床的に検出したい差はどうやって判断するの？

 魔理沙　いい質問だな。一部の指標については MCID という目安が確立していて参考になる（p.23 参照）。MCID が定められていない臨床デー

タも多いけどな。本来 MCID と検出したい差は別の概念だが，N を小さくして臨床研究の遂行可能性を上げるという観点から，MCID があれば MCID に近い値を「検出したい差」として設定することもある。少なくとも MCID より小さい差を「検出したい差」として設定した場合，統計的有意に検出しても意味がないのではないかと批判されるリスクがあるな。

Advanced

　MCIDの定め方には2種類ある。1つ目は，検査を行うと同時に患者に「大きく改善，改善，少し改善，不変，少し悪化，悪化，大きく悪化」の7択のアンケートを取り，"少し改善"に相当する検査値の変化をMCIDとする方法（anchor method）。2つ目は，標準偏差の0.2〜0.5倍に相当する平均差をMCIDとする方法である（distribution method）。後者にはヤコブ・コーヘンの提唱した**コーヘンの d**を用いる。

　コーヘンはP値だけに依存することなく，効果量やその他の統計量を考慮に入れることで，研究結果の臨床的または実践的意義を評価することが重要だと主張しており，現在のP値脱却の流れに大きく貢献した。

 霊　夢　MCID がわからないときはどうするの？

 魔理沙　そんなときは臨床的直観が重要だ。霊夢の直感を試してみようか。

 霊　夢　うん。

 魔理沙　降圧薬を使って，どれくらい血圧が下がれば臨床的に意味があると思う？

 霊　夢　うーん。1 mmHg では測定誤差のような気がする。でも 50 mmHg も下がったら，逆にショックになって倒れてしまいそう。5〜10 mmHg くらいが閾値のような気がするわ。

 魔理沙　ナイスだぜ。これは統計家には判断ができないことなんだ。単に「直感」というといい加減に見えてしまうので，先行研究を参考にすることも必要だね。

 霊　夢　でも，5 mmHg を検出するのと 10 mmHg を検出するのでは，必要な患者数が大きく異なるんじゃないの？

 魔理沙　そうなんだ，そこが難しいところなんだよ。実務的には，集められる患者数が 1,000 人だから，逆算して検出する差は 7 mmHg にし

よう，なんていう判断がされることもある。

 霊　夢　ちょっと本末転倒ね。

 魔理沙　例数設計は主要評価項目についてなされている。**例数設計により統計的有意差の有無と臨床的有意差の有無が一致するのは，例数設計された主要評価項目だけだ**。だから，それ以外の場合には P の大小だけでなく，どれだけの差や関係が観察されたかをしっかりとチェックしないといけない。

 霊　夢　いま，主要評価項目って言ったかしら。名前からして大切そうなのはわかるけど，いったい何なの？

Point

- 症例数が増加すると P は小さくなる傾向があり，臨床的に意義の乏しい小さな差でも統計的有意差（P < 0.05）がついてしまう。
- 前向き研究で例数設計がなされると，統計的有意差の有無と「検出したい差」の有無が一致する。
- 検出したい差は MCID，臨床的な判断，先行研究から決める。

5　多重検定

主要評価項目

 魔理沙　（前回から続く）**臨床研究では 1 つのデータセットからたくさんのアウトカムを評価する**。例えば生存期間とか，治療成功率とか，副作用の発現率とか。そのなかで**一番大切なアウトカムを主要評価項目というんだ**。さっきも言ったように，例数設計は主要評価項目についてなされるよ。

 霊　夢　主要評価項目以外にもいろいろ評価するのかしら？　意味がなかったら主要評価項目以外は評価しないわよね？　でも評価するのは，意味があるからじゃないの？

 魔理沙　おっ，上手に帰無仮説を棄却したね。

 霊　夢　そのつもりはなかったけど，よく考えたら帰無仮説だわ。

 魔理沙　確かに複数の評価項目にそれぞれ意味があるけど，優先順位が定められているんだ。例えば次の要領だ。

優先順位	内容
主要評価項目（プロトコール記載）	5 年生存率
副次評価項目（プロトコール記載）	治療成功率
副次評価項目（プロトコール記載）	副作用発現率
プロトコールに記載がないが論文に執筆する項目	5 年生存率の重症度別サブ解析
プロトコールに記載がないが論文に執筆する項目	生存期間（中央生存期間）

霊　夢　でも，主要評価項目以外も大切だから調べるんでしょ。全部重要な評価項目に見えるわよ。

 魔理沙　たくさんのことを評価すると，たくさんのPが乱立する。それでは多重比較が生じてP値が役に立たないんだ。

 霊　夢　たくさんの項目を調べると，P値がダメになってしまうの？

主役のPとモブキャラのP

 魔理沙　P値には，みんなに注目してもらえる大切なP値と，その他大勢のあまり大切でないPがあるんだ。

 霊　夢　その他大勢って，主役になれないモブキャラみたいでかわいそうだわ。

 魔理沙　霊夢の言葉を借りるなら，P値は主役のP値とモブキャラのP値に分けられるともいえる。主役のP値はプロトコールで特定された主要評価項目のP値で，$P < 0.05$ であることに大きな意味がある。逆に，モブキャラのP値はいくら 0.05 未満でもその意味が疑わしいんだ。

 霊　夢　モブキャラだとPが 0.05 未満でも意味がないのかしら？

 魔理沙　まったく意味がないわけではないが，主役のP値とは意味が決定的に違うんだぜ。

 霊　夢　P値の定義が時と場合によって違うの？

 魔理沙　そんなことはない。何を評価しようが，P値とは「帰無仮説のもと，観察されたデータと同等かそれ以上に極端なデータが偶然得られる確率」のままだ。

 霊　夢　なのに，どうしてP値の価値が変わるのかしら？

 魔理沙　P値の定義は変わらない。しかし解釈が変わる。例を出してみよう。いまから私がサイコロを 4 つ振って，4 つとも 6 の目だったらど

第 1 章

P 値にまつわるいろんな問題

う思うだろう？

霊　夢　何かおかしいわよ。1 から 6 の目が出る可能性は等しく 1/6 だと仮定するわ。これが帰無仮説ね。この仮定のもと，4 つのサイコロで全部 6 が出る可能性は 6 × 6 × 6 × 6 分の 1，つまり 1/1296 で 0.08%。両側検定を考慮して，全部 1 の目が出る可能性が 0.08%，合わせて 0.15%（四捨五入で 0.16 でない）ね。棄却域の 5% を大幅に下回っているので，ただの偶然とは考えられず，「1 から 6 の目が出る可能性は等しく 1/6」という帰無仮説が棄却されるはずよ。サイコロに細工をしたか，魔理沙が得意の魔法を使ったのか，その理由はわからないけど，とにかく何かおかしなことが起きているとしか思えないもの。

魔理沙　P 値と帰無仮説に関する理解は完璧だね。では，ある高校の生徒 1,000 人がサイコロを 4 つずつ持って校庭に集まったとする。校長先生の掛け声で全員がサイコロを振る。全校生徒のなかで 1 人，例えば佐藤さんだけが 6 の目を 4 つ出したとする。この佐藤さんについて検討してごらん。

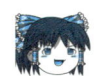
霊　夢　簡単だわ。先ほどと同じ帰無仮説のもと，両側検定の P が 0.0015 なので 0.05 未満で帰無仮説棄却だわ。

魔理沙　じゃあ，佐藤さんも魔法使い認定されるんだね。

霊　夢　……ではないかもしれない。

魔理沙　なぜだろう？

霊　夢　6 の目が 4 つ出る可能性は 0.08% なので，1,000 人がサイコロを投げたら 1 人くらい 6 ゾロが出てもおかしくないわよ（**図 1**）。

魔理沙　そうだな。私のしたことと佐藤さんのしたことはまったく同じだ。P の定義も変わらない。ただ，私がサイコロを投げたときは，霊夢も私に注目していた。だから私の P 値は主役の P 値になるんだ。だけど，佐藤さんは 1,000 人のなかの 1 人で，注目されていないモブキャラだった。校長先生の合図でサイコロを振るまで，佐藤さんの存在さえ気がつかなかった。**佐藤さんの P 値はモブキャラの P 値なので，0.05 を下回ってい**

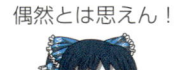
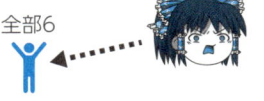

偶然とは思えん！　　　　　　　　たまたまね

全部6

1人が4つのサイコロを投げる

全部6

1,000人が4つのサイコロを一斉に投げる

佐藤さん

図1　佐藤さんは魔法使い？

ても意味が乏しい。論文も同じで，いろいろな評価項目で何度も P 値を計算すると偶然小さな P 値が出てしまう。これを**多重検定**の問題というんだぜ。

霊　夢　なるほど。多重検定はどのように対応すればいいのか教えてほしいわ。

魔理沙　P 値の補正をすることが一般的だな。例えば**ボンフェローニ補正**では，P の値に P の数を掛けて補正する。今回の例でいうなら P ＝ 0.0015 に 1,000 を掛けるので P ＝ 1.5 になる。1 を超える P には意味がないので P ＝ 1 とみなすけど，0.05 を上回るので帰無仮説は棄却されないことになる。

霊　夢　そんな補正方法があるのね。ありがとう。

魔理沙　補正方法はボンフェローニ法以外にもいろいろあるので，必要に応じて適宜補正すればよい。**大切なのは，多重検定に気がついて P 値を慎重に解釈しようという姿勢だ**。みんな知らず知らずのうちに多重検定を見落としているから，注意が必要だな。

霊　夢　じゃあ，主要評価項目は多重検定を避けるために 1 つだけ設定するのかしら。

魔理沙　原則として主要評価項目は 1 つが望ましい。極端な話，主要評価項目が 1,000 個もあったら，さっきの佐藤さんのように P 値の意味がなくなってしまうからな。事前に主要評価項目を定めておけば，みんながその P 値に注目する。特別な P，いわば主役の P 値になれるんだな。

霊　夢　主要評価項目は自由に決めていいの？

 魔理沙　研究をデザインする人が自由に決められるよ。臨床上重要な項目を選ぶのが自然だから，全生存期間，死亡率などが好まれるね。ただし，イベント発生がまれだと検出力が下がるので，あえて別の項目を選ぶこともある。例えば風邪薬の研究だったら死亡イベントは少なすぎるので，症状消失，発熱期間，採血データの改善を選ぶかもしれないぜ。

 霊　夢　風邪薬の例では症状消失，発熱期間，採血データの改善のすべてを測定して，1 つだけを主要評価項目にするのよね。

 魔理沙　それが原則だね。

 霊　夢　症状消失，発熱期間，採血データの改善のうち，発熱期間だけ改善がみられた場合，発熱期間を主要評価項目として報告してもいいのかな？

 魔理沙　それはダメだ。後出しジャンケンを防ぐため，**主要評価項目は事前にプロトコールに登録することになっているぜ**。さっきのサイコロの話だと，「佐藤さんが主役だからみんな佐藤さんに注目しよう。他の生徒の結果にはあまり興味がないけれど，盛り上げるために全校生徒でサイコロを振ろう」と事前に決めて，みんなに宣言していればボンフェローニ補正をせずに佐藤さんが主役認定されただろう。**みんなでサイコロを振るという行為も，佐藤さんが 6 ゾロを出したという事実も変わらなくても，事前の宣言の有無が決定的に大事なのさ**。結果が出てから「やっぱり佐藤さんに注目していたことにしようね」と言っても意味がない。これでは後出しジャンケンだな。

前向き研究と後ろ向き研究は質的に大きく違う

 霊　夢　よくわかったわ。**前向きの研究の場合は事前の宣言として主要評価項目をプロトコールに登録しておくことが大事なのね**。ただ，そう考えると，後ろ向きの研究はどうしたらいいの？　ほとんどの後ろ向き

研究にはプロトコールがないわよ。

魔理沙　後ろ向き研究の P 値は，プロトコール登録のある前向き研究の P 値とは本質的に異なり，結果を控えめに解釈しないといけないんだ。

霊　夢　後ろ向き研究で評価項目が 1 つだけなら，多重検定の問題は生じないはずよね。

魔理沙　論文の記述だけを見ているとそのように見えるかもしれないけど，後ろ向き研究では潜在的な多重検定，潜在的な後出しジャンケンの可能性がぬぐえないんだ。

霊　夢　どういうこと？

魔理沙　霊夢は TikTok を見るかな？

霊　夢　たまに見るわ。電車の中で暇なときとかね。

魔理沙　この前 TikTok を見ていたら，ジェームスという若い男性がマンションの廊下でクレジットカードを手裏剣のように投げていたんだよ。そして，投げられたクレジットカードは 5 メートルくらい離れた財布のポケットに吸い込まれるように入っていったんだぜ。

霊　夢　ちょっとカッコいいわね。

魔理沙　霊夢にも見せたいと思って，動画を保存しておいたんだ。見てほしいんだぜ。

霊　夢　ホントだ。一発でカードが財布に入ったね。よくこんな器用なことができるものね。

魔理沙　凄いだろ。彼は忍者の末裔で，特技が手裏剣投げなのだろうか。

霊　夢　きっとそうだわ。凄いじゃないの！

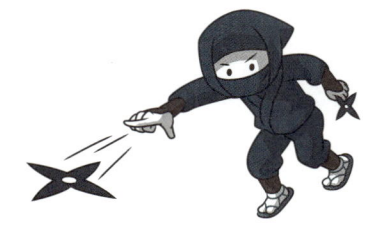

魔理沙　……。ちょっと聞きたいんだが，霊夢は本当にこの若者が凄いと思ったのか？

霊夢　本当のことを言うと，少し魔理沙にあわせてノリで盛り上がっただけよ。TikTok では同じようにトリッキーな芸をアップロードしている人がたくさんいるからね。どうせジェームスは何百回・何千回とクレジットカードを投げ続け，全部撮影して，うまくいった1回だけをアップロードしたに違いないわ。忍者の末裔ではなく，ただの暇人だわ。

魔理沙　もしかしたら一発でうまくいっているのかもしれないじゃん。

霊夢　だとしても，1回で成功したという保証がないから，何度も繰り返したと視聴者から思われても仕方ないわ。

魔理沙　仮に何度も繰り返したとしても，少なくとも1回はカードを投げて離れた財布にねじ込んだんだ。立派じゃないかい。

霊夢　ジェームスのカード投げは，繰り返していればいつかは成功するパフォーマンスよ。何度も繰り返した後に成功しても意味がないわよ。

魔理沙　なかなか厳しいね。

霊夢　彼のようなパフォーマーはずるい感じがしてあまり好きではないの。どうせ何千回も繰り返しているに違いないから。

魔理沙　どのようにしたら，ジェームスが1回でパフォーマンスを成功させたと信じてくれるんだい？

霊夢　うーん。例えば，「○月○日に××公園でカード投げのショーをします」と事前に告知して，当日みんなの前でカード投げを1回で成功させた動画が TikTok にアップされていれば信じられるかも。チャンスは1回キリだと伝わってくるから。

魔理沙　ブラボー。**霊夢は潜在的な多重検定を見事に見破ったんだぜ。**霊夢がジェームスについて語っていたことが後ろ向き研究の本質だ。後ろ向き研究は常にジェームスと同じ立場に置かれている。実際に何度も解析を繰り返して都合のいいデータを切り出してプレゼンしているという疑惑がぬぐえない。だから，後ろ向き研究のP値が小さくても，プロトコルのある前向き研究と同じ価値にはなりえないんだ。「○月○

日に××公園でカード投げのショーをします」と事前に告知して本番を1回っきりにするように，プロトコールによる主要評価項目の宣言をして前向き研究とすれば，P値の解釈が根本的に変わるぞ。

サブグループ解析

 霊　夢　「サブ解析だから意味がありません」というフレーズをときどき聞くけど，これも同じかしら？

 魔理沙　そうだね。メイン解析，つまり主要評価項目の解析で有意差がつかないときに「重症サブグループ」だけで有意な差が認められることがあるよな。こんなときに「この病気の患者全体での有効性は確認できませんでしたが，サブグループではP＜0.05で有効性が認められました」みたいなプレゼンがなされる。だけど，「軽症サブグループ」「高齢サブグループ」「併用薬ありサブグループ」とかたくさん試して，たまたま見つかった小さなPをプレゼンしている疑惑があるだろ。あらゆる後付けの（post-hocの）解析も同じだ。こっそり多重検定をしているようなもので，Pが0.05を下回ってもほとんど意味に乏しいんだぜ。サブグループ解析に本当にフォーカスしたいなら，はじめからそのサブグループに該当する患者だけを集めて研究をデザインすべきだよ。

Advanced
サブグループ解析には注意点がいくつもある。1つ目は主要評価項目でないため，検定上は主要評価項目と同等の価値がないこと。つまり，サブグループ解析で「サブグループにおける有意差がつくかどうか」を評価すると，検証的ではなく探索的になる。2つ目は，Nが減少するため有意差がつきにくいことである。

サブグループ解析では「サブグループ間の結果に違いがあるかどうか」を確認して，全体解析の安定性を調べる感度分析としての側面が重要である。各サブグループの有意差の有無にかかわらず，サブグループ間の結果が一致しているときは，主解析の結果が信用できる（次ページ左図）。逆に，各サブグループの有意差の有無にかかわらず，サブグループ間の結果が大きく異なる場合は，主解析の結果が信用できない。つまり，重症・中等症・軽症をまとめて評価した研究デザイン自体に疑義が生じるともいえる（次ページ右図）。

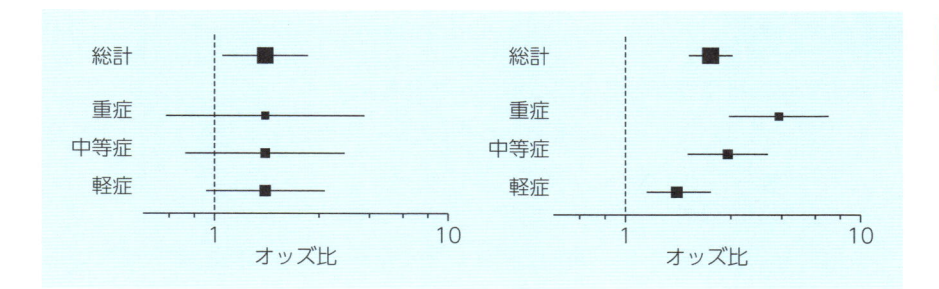

霊　夢　では，後ろ向き臨床研究には意味がないのね？

魔理沙　P値の厳密さは大幅に低下するので，検定にはこだわり過ぎずにデータを眺めるべきだろうね。陸上競技の追い風参考記録とか，自宅で過去問を解いた漢字検定1級合格，みたいなものだな。**後ろ向き研究のP値は参考データにはなるけど，公式認定できないようなイメージをもってほしい。**後ろ向きデータやサブ解析，つまりプロトコールで特定された主要評価項目以外のP値をどの程度重視するかは，臨床背景によってかなり異なるんだ。RCTの多い領域ではプロトコール登録された第3相試験を重んじる。一方，希少疾患の世界ではプロトコールのない後ろ向きケースシリーズによってファーストチョイスの治療が変わることもあるようだ。

霊　夢　P値も奥が深いのね。

魔理沙　P値が理解できないと，検定がほとんどわからなくなるから，しっかり理解してほしいぜ。

霊　夢　わかったわ。

魔理沙　今日はここまでにして，明日は変数についての勉強だぞ。

霊　夢　じゃあね～。

Point

- 例数設計は主要評価項目についてなされる。
- 比較を何度も行うと，偶然 $P < 0.05$ となる可能性が上がる。これを多重検定の問題という。
- 多重検定の対応の一つとしてボンフェローニ補正がある。
- 前向き研究における，事前に宣言した主要評価項目に関する P 値には別格の価値がある。

1　変数の種類

変数の種類って……

魔理沙　おはよう霊夢。今日は変数についての話をするぞ。霊夢は変数の形式を理解しているか？

霊　夢　変数って，数学で出てきた x とか y のことだっけ？　実はあんまり詳しくないの。

魔理沙　最近の学生は授業でプログラミングとか習うらしいね。プログラミングでは文字型変数，整数型変数，小数型変数とかがあるんだけど，霊夢は聞いたことある？

霊　夢　プログラミングの授業は爆睡していたので何も覚えてないのよ。システムエンジニアとかプログラマーになる予定はなかったので……。

魔理沙　Excel で作られたデータシートを見たことはあるかな？

霊　夢　Excel なら使ったことがあるわ。

魔理沙　こないだの「早期脳腫瘍手術試験の患者背景」の表を見てほしいんだ（p.17）。この表なんだけど，もともと次のような Excel シート

	A	B	C	D	E	F	G	H
1	患者 ID	年齢	性別	BMI	病期	登録地	心疾患	治療
2	1	60	男	30.8	1	欧州	あり	手術
3	2	81	女	20.0	2	北米	なし	経過観察
4	3	72	女	29.9	1	アジア	なし	経過観察
5	4	89	男	27.0	1	欧州	なし	経過観察
6	5	55	男	25.5	3	北米	あり	手術

になっているところが想像できるかい？　Excel ファイルではなく他の
データシートでもいいんだけど。

霊　夢　確かにこんなデータがありそうな気がするわ。

魔理沙　このような表では，**縦のかたまりを列，横のかたまりを行**とい
うよ。つまり A 列，B 列，3 行目，5 行目，の要領だな。ここでは列に注
目してほしいんだが，列単位でデータに規則性がないかい？

霊　夢　B 列は数字ばかり，C 列は日本語ばかり，とかかしら。

魔理沙　そうだぜ！

霊　夢　変数の種類は日本語と数字の 2 通り？

魔理沙　プログラミングの世界では変数の種類を「型」とよんで，文字列
型と数字型に大別していた。しかし，統計の世界では分類方法が少し異な
るんだ。統計の世界では，データの種類のことを伝統的に「尺度」ともいう。

スタンレーの尺度

霊　夢　聞いたことがあるわ。ちょっと待ってね。Wiki 先生によると，
スタンレー・スティーヴンズの 1946 年の報告では，尺度は名義尺度，
順序尺度，間隔尺度，比例尺度の 4 種類あるのね（**表 1**）。

魔理沙　そうだね。これが統計における古典的な尺度だな。尺度には優
劣があり，例えば比例尺度は区別・順序・差・比のすべてに意味がある。
比例尺度は間隔尺度の特殊な場合で，間隔尺度は順序尺度の特殊な場合
で，順序尺度は名義尺度の特殊な場合，ともいえるだろう（**図 1**）。

表 1 スタンレーによる 4 つの尺度

変数名	尺度名	定義	例
質的変数	名義尺度	区別に意味がある	古典的性別（男・女） 高齢者・非高齢者。日本人・外国人 金色・銀色・銅色。日本人・韓国人・中国人
	順序尺度	順序に意味がある	金メダル・銀メダル・銅メダル ドラクエⅠ・ドラクエⅡ・ドラクエⅢ JCS（0・1・2・3・10・20……） とても悪い・悪い・普通・良い・とても良い
量的変数	間隔尺度	差に意味がある	摂氏。年号。pH
	比例尺度	比に意味がある	年齢。身長。白血球数。絶対温度

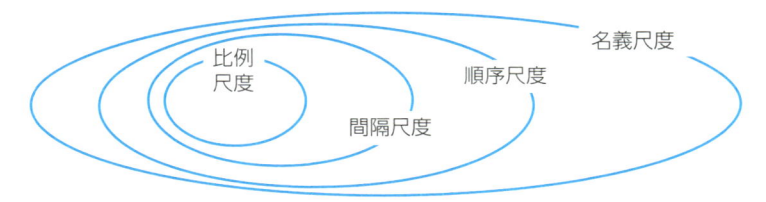

図 1 各々の尺度の関係

Advanced

　4種類の尺度のうち，間隔尺度と比例尺度の違いはわかりにくい。比例尺度の場合，比に意味があり，「無」「存在しない」としての0に意味がある。無があるから，掛け算・割り算・倍率に意味がある。例えば，身長0 cm，体重0 kg，白血球0/μLは無である。これに対して，間隔尺度である摂氏は水の氷る温度を便宜上0にしているが，摂氏0度は無（気温が存在しない）ではないので，20度は10度の2倍という考え方はできない。令和も，令和10年を5で割って令和2年という計算は行うことができない。令和は今上天皇の即位を便宜上元年にしており，令和零年は定義されていないが，仮に元年の前に零年を定義しても割り算はできない。間隔尺度と比例尺度の区別については「0が無であるか？」の判断がわかりやすい。身長0 cm，体重0 kg，白血球0/μLなどは無が思い浮かぶが，摂氏0度は無ではなく氷が思い浮かぶ。

　間隔尺度では間隔（差）に意味があり，**引き算は可能だが，直接の足し算ができない**。これは盲点である。令和2年と令和6年の真ん中を求める場合，（2＋6）/2＝令和4年と平均を取りたくなるが，この計算は誤っている。西暦に換算すれば誤りは明らかだろう。令和2年＋令和6年＝令和8年となるなら，西暦2020年＋西暦2024年＝西暦2026年になってしまう。令和2年と令和6年の真ん中は，「令和2年＋（令和6年－令和2年）/2」＝「令和2年＋4年間/2」＝「令和4年」として求めないといけない。一方，「令和6年－令和2年」は

令和4年ではなく4年間という間隔（差）であり，「西暦2024年－西暦2020年」と書き換えても4年間という間隔に変化はない。

同じように，摂氏20度と摂氏30度の等量の水を混ぜた後の温度を「(摂氏20度＋摂氏30度)/2＝摂氏25度」とするのも，「摂氏20度＋摂氏30度＝摂氏50度」を絶対温度に置き換えれば誤りに気がつくだろう。間隔尺度は「間隔」，つまり差に意味があるが，直接の足し算が保証されていない。足し算を行うためには差を取らないといけない。

ただし，このような議論は間隔尺度の理解を助けるが，煩雑なだけで結果に影響しないので，以後は「(摂氏20度＋摂氏30度)/2＝摂氏25度」のような記述を許容する。小学校でもそのような教育がなされているはずである。

臨床研究で使われる変数分類法

 魔理沙 しかし，スタンレー尺度の4分類は現代の医学統計の実務と少しずれているので，臨床統計では**表2**のように変数を分類したほうがいい。

まず，医学統計学では<u>**二値変数**</u>が重要なんだ。二値変数とは「男・女」「高齢者・非高齢者」「日本人・外国人」のようなデータだよ。二値変数は性別のようにもともと2群に分けられる概念もあれば，高齢者（65歳以上）・非高齢者（65歳未満）のように量的変数を2群に分けた概念もあるな。また，日本人・韓国人・中国人・インド人のように3区分以上の名義尺度を「日本人・外国人」と2区分に再編成したものもある。由来

表2　4つの変数

変数名		定義	例
質的変数	二値変数	2つに分類される	古典的性別（男・女） 高齢者・非高齢者。日本人・外国人
	名義変数	3つ以上に分類され，順序がない	金色・銀色・銅色 日本人・韓国人・中国人
	順序変数	順序に意味がある	金メダル・銀メダル・銅メダル ドラクエⅠ・ドラクエⅡ・ドラクエⅢ JCS（0・1・2・3・10・20……） とても悪い・悪い・普通・良い・とても良い
量的変数		差に意味がある	摂氏。年号。pH 年齢。身長。白血球数。絶対温度

・質的変数は差に意味がないので引き算が不可能，量的変数は差に意味があるので引き算が可能。
・量的変数には連続変数と離散変数（トビトビの値をとる変数）がある。

は何であれ，とにかく 2 グループに分ける考えが二値変数だぜ。スタンレーは二値変数という区分を作っていないが，使用頻度と重要性から二値変数には特別な意識をもってもらいたいな。医学統計ではアウトカムを 2 つに分けることが頻繁にある。新治療・標準治療，生・死，治療成功・失敗，のように。

 霊　夢　そーなのかー。スタンレー残念。

 魔理沙　それから，スタンレーの比例尺度では 0 が無であり（p.45 のAdvanced 参照），掛け算と割り算ができることがポイントなんだけど，医学統計ではあまり意味がない。間隔尺度，比例尺度は区別する必要がないので，まとめて量的変数として理解することをお勧めするぜ。

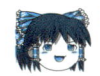 霊　夢　間隔尺度，比例尺度の区別は難しいので，まとめて扱えるととても助かるわ。量的変数は全部一括りでいいのかしら。

 魔理沙　量的変数には連続変数と離散変数という分類もあるんだ。

 霊　夢　何それ？

 魔理沙　量的変数のうち，有効数字無限小数の任意の値が想定できるものを連続変数という。例えば，身長は 170.1453……cm のように細かく考えたすべての値をとることができる。一方，入院回数や満年齢のように，トビトビに離れた散発的な値しかとれないデータは離散変数というんだ。

 霊　夢　なるほど。整数しかとれない変数を離散変数というのね。

 魔理沙　違う。例えば，2 つのサイコロの平均では 2.5 のような小数も登場するが，固有の値しかとらないので離散変数だな。整数に限られるわけではない。

 霊　夢　では，満年齢は整数値という固有の値しかとれないので離散変数なのね。

 魔理沙　そんな感じだぜ。

霊　夢　離散変数と連続変数を区別すると何かいいことがあるの？

 魔理沙　正規分布という重要な概念があるんだけど，正規分布は本来連続変数の概念なんだ。

 霊　夢　トビトビの離散変数では正規分布を考えないのね。

 魔理沙　議論のあるところなんだけど，**ある程度患者数＝Nが多い場合**，厳密性を欠くものの，**離散的量的変数をあたかも連続変数のように扱う****ことが多いんだ。**目安としては，**患者数が30以上の場合は離散的量的****変数を連続変数のように扱ってしまう。**

Advanced

　正規分布は連続変数における概念である。したがって，正規分布を仮定するパラメトリック解析（p.54参照）は本来連続変数にしか適応できない。しかし，サンプル数が多い場合，離散変数をあたかも連続変数のように扱うことにより，パラメトリック解析を含む多様な解析手法の柔軟な選択が可能となる。経験則によると，$N \geqq 30$ の場合，標本平均＝母集団の点推定値が正規分布するとされる（中心極限定理）。ただし，母集団や標本の分布により異なるため，常に $N \geqq 30$ の経験則が有効とは限らない（中心極限定理については p.110 を参照）。

　統計学では，極限の状態で成立する考え方を一般化することがある。コインを無限回投げると表が出る回数を正規分布とみなせる，離散変数の区分が無限といえるほど多ければ連続変数とみなせる，などである。現実には無限回には達しないが，ある程度のNがあれば無限回に準じた考え方を許容する。ではNがいくつあれば許容されるか，という確立したコンセンサスはないので，教科書によって説明がまちまちで初学者が混乱する。本書ではN ≧ 30という基準を何度か使っている。

　各種統計手法に求める要件には人により意見の相違があるが，すべての意見を列挙したり，理想的な条件を述べたりしていると説明がわかりにくくなってしまう。子どもと大人という誰もが受け入れている対立概念を考えると，実は境界が曖昧（スペクトラム）である。成人式は20歳，新民法では18歳以上，車の運転は18歳から，大学生から飲酒可能（？），生殖可能年齢から小児科でなく成人科へ，のように。初学者向けには多少正確さを欠いても歯切れの良い説明が有用である。「大人とは20歳以上，子どもとは19歳以下。細かいことは慣れてから学んでくれ」という感覚で本書の説明がなされているので，ご理解いただきたい。

　離散変数を連続変数とみなすだけでなく，やや不正確だが量的変数全体を指して（広義の）連続変数とよぶ例も散見されるので注意する。例えば「連続変数である年齢はスチューデント t 検定で比較した」のような用例である。

$$量的変数＝（広義）連続変数 \begin{cases} 離散変数 \\ （狭義）連続変数 \end{cases}$$

霊　夢　離散的量的変数を連続変数のように扱って本当にいいの？

魔理沙　原理主義的に考えてしまうと，かえって臨床統計の実務で支障が出ることがある。もちろん大事な原則を捻じ曲げてはいけないけど，グレーゾーンをすべて否定するような態度も適切ではないと私は考えるよ。

霊　夢　ところで，正規分布って何？

魔理沙　連続変数の分布の仕方だ。**正規分布では平均値付近に多くの患者がいて，平均値から離れた患者が少ないのが特徴だぜ**。とても重要だけど，話すと長くなるので，日を改めて説明させてもらうぞ。

霊　夢　わかったわ。

魔理沙　引き続き，**変数は二値変数，名義変数，順序変数，量的変数の4種類**として説明させてもらうぞ。

霊　夢　初心者向けにシンプルな分類にしていただいて助かるわ。

魔理沙　では，先ほどのデータシート（p.43）の B 列から H 列の変数の種類を検討してほしい。

霊　夢　まず，年齢は四則演算ができるので量的変数ね。

魔理沙　間隔尺度か比例尺度かは気にしなくていいので，**引き算ができる時点で量的変数だ**。正解。

霊　夢　性別はもちろん二値変数ね。

魔理沙　このデータベースでは性別は二値変数だね。最近は LGBT への配慮から性別を答えるときに「男性・女性・その他」という選択肢が作られることもあるんだぜ。この場合は何変数だろう？

霊　夢　3 つ以上あるので名義変数かしら。

魔理沙　そうだね。もし順序変数と答えていたら，3 つの性別に暗黙の優劣を想定していることになるから大問題だったぞ。さて，続けてくれ。

第2章
変数の種類と提示

霊　夢　BMI は量的変数。病期も量的変数かしら。

 魔理沙　BMI は量的変数で間違いないから安心してくれ。わかりにくいのは病期だ。確かに表を見ると，病期の列に数字が書かれている。量的変数＝数字という誤解を招きやすい。量的変数は引き算が可能，質的変数は引き算が不可能なんだ。一見して数字であっても，引き算ができないデータは量的変数ではない。

 霊　夢　あっ。病期は足したり引いたりしないから順序変数なのね。

 魔理沙　そうだね。ステージ（＝病期）Ⅰの患者とステージⅡの患者をあわせてステージⅢという判断はしないからな。

 霊　夢　ステージⅣの患者はステージⅢの患者より 1 段階進行している，という言い方はしないの？　ステージⅢに 1 ステージ加わるとステージⅣになると。つまり 4 − 3 ＝ 1 じゃないの。

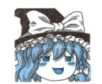 魔理沙　引き算ができるかどうかわからなくなったら，数字が 1 つ増えたときの意味が不変であるかどうかを考えてほしい。引き算が可能，差に意味があるということは，数字 1 つの変化に常に同じ意味があるということだ。「30 歳と 40 歳の差」と「90 歳と 100 歳の差」はどちらも 10 年，3,650 日で一致している。だから年齢は引き算ができる。だけど，「ステージⅠとステージⅡの差」は「ステージⅢとステージⅣの差」と同じではない。転移の有無とかリンパ節進展の有無とかで病期が決まるから，ステージ 1 つ分の違いは均一ではないだろう。だからステージで引き算はご法度なんだぜ。

 霊　夢　言われてみるとそのとおりね。

 魔理沙　もっとも，霊夢もステージⅠからステージⅣまでに序列があることには，異論ないだろう。だから病期は順序変数だな。病期を数字として計算してしまう人が実に多いんだよ。「平均病期は 2.5」みたいなプレゼンをときどき見かけるけど，これは明確な誤りだ。病期は計算対象でないから，平均を求めることもできないぜ。

霊　夢　私も以前病期について平均値と標準偏差を記載してポスター発表してたわ……。

 魔理沙　過ぎたことは仕方がない。**差に意味がない順序変数の平均を計算するのは，金メダルと銅メダルを平均して銀メダルだと主張するようなもの**だから気をつけてほしい。

 霊　夢　病期って，細かくみるとⅠa・Ⅰb・Ⅱa・Ⅱb・Ⅲa・Ⅲb・Ⅳとかに区分されるので，この記載方法だとますます計算できない気がしてくるわ。

 魔理沙　いいことに気がついたね。病期には序列があるが，計算ができない。数字が記載されても，「甲乙丙丁」と同じで順序だと理解するんだ。では回答を続けてくれないか。

 霊　夢　F 列の登録地は名義変数ね。

 魔理沙　正解。ただ，地名は常に名義変数になるのではなく，「国内・国外」なら二値変数になるから気をつけるんだぞ。

 霊　夢　G 列の心疾患は「あり・なし」なので二値変数。

 魔理沙　「あり・なし」分類はわかりやすい二値変数だね。

 霊　夢　H 列の治療も「手術・経過観察」なので二値変数ね。

 魔理沙　正解！　ただ，治療は常に二値変数というわけではなく，場合によって変わる。例えば**「手術・抗がん薬・放射線治療」の３アームのRCT なら名義変数となる。一方，「投薬低用量・投薬中用量・投薬高用量」なら順序変数だな。**飛ばしてしまったけど，A 列の患者 ID はどうかな？

 霊　夢　患者 ID は計算ができる数字なので，量的変数ね。

 魔理沙　ID 番号は登録順に番号を振っただけだ。

 霊　夢　でも，ID 番号が 30,000 番までの人は初診が昭和，30,001〜80,000 番は初診が平成，90,001 以降は令和の患者，とか判断すること

があるよね。

魔理沙　それは数字の大小だから，順序変数としての性質そのものだぞ。ID 30,000 番と ID 25,000 番で 5,000 番違いとか考えないだろう？　大小・序列に意味があるけど，ID 番号で引き算をしないよね。

霊　夢　確かに。では，ID 番号は順序変数ね。

量的変数と順序変数の区別

霊　夢　さっき病期の話が出たけど，量的変数と順序変数の違いがわかりにくいわ。いくつかの項目を評価するスコアリング指標もあるわよね。例えば肝機能のチャイルド・ピュー分類とか（表3）。各選択肢は計算できないので順序変数になりそうよ。しかし，チャイルド・ピュー分類では点数を加えて合計点を出しているので，計算可 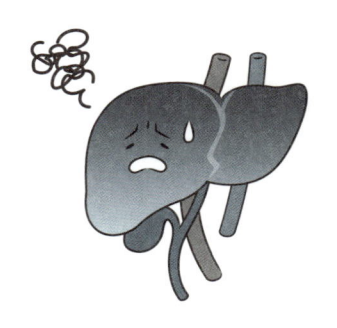 能な量的変数にも見えてしまうの。どう考えればいいのかな？

魔理沙　霊夢冴えてるじゃん。「肝性脳症：選択肢 1（なし），選択肢 2（軽度），選択肢 3（昏睡）」の選択肢の場合は順序変数だが，「肝性脳症：1 点（なし），2 点（軽度），3 点（昏睡）」と点数を付与された時点で性質が変わり量的変数になったと考えよう。

表3　チャイルド・ピュー（Child-Pugh）分類

	1点	2点	3点
肝性脳症	なし	軽度	昏睡
腹水	なし	軽度	中等度以上
アルブミン（g/dL）	> 3.5	2.8〜3.5	< 2.8
プロトロンビン時間（%）	> 70	40〜70	< 40
総ビリルビン（mg/dL）	< 2	2〜3	> 3

5つの項目の点数を合計し，5〜15点となる。

霊　夢　では，私が新しいスコアリングを提唱して「肝性脳症：0点（なし），1点（軽度），2点（中程度），3点（高度）」としたら，これは量的変数でいいのかしら？

魔理沙　順序変数より量的変数のほうが解析上便利なので，**しばしば順序変数を量的変数化したい願望に襲われる**。本来は順序変数である5択の患者状態について，「＋2（とても良い），＋1（良い），0（普通），－1（悪い），－2（とても悪い）」とか数字を振りたくなることも多い。だけど，霊夢の提唱するスコアリングのような**順序変数の量的変数化はしないほうが無難**だろう。

霊　夢　なぜ？　私のスコアリングと，チャイルド・ピュー分類の肝性脳症のスコアに本質的な差があるとは思えないけど。

魔理沙　純統計学的にはそのとおりだぜ。けれど，チャイルド・ピュー分類のスコアリングは歴史の批判に耐え，何十年も使われ続けて医学界に定着している。この定着具合が順序変数の量的変数化を正当化してくれるんだ。無理やりな量的変数化をして論文を書いても，査読者にケチをつけられるリスクが上がるだけだよ。霊夢の理屈が通るなら，すべての順序変数は量的変数に格上げされてしまうぞ。

変数をなぜ区別する？

霊　夢　ところで，変数の種類を区別すると何かいいことがあるの？

魔理沙　いいことどころか，**変数の種類をはっきりさせないと統計解析が始まらないぜ**。これから霊夢はたくさんの検定手法を覚えていくことになるけど，変数の種類によって使う検定手法が異なるぞ。変数の種類を十分に理解せずに統計ソフトで検定を行う人があまりにも多いんだ。ソフトがパッと動いてくれて，P値を計算してくれるけれど，変数の種類を間違えていると解析を大きく間違えてしまうからな。変数の種類にはぜひ注意してほしい。

霊　夢　変数の種類と検定方法に関して，何か例を示してもらえない？

 魔理沙　以前の「早期脳腫瘍手術試験の患者背景」の表を見てみよう（p.17）。右列に P 値が書かれているね。これは手術群と経過観察群のデータを検定比較したものだ。さっき検討してもらったように，手術群と経過観察群は選択肢が 2 通りなので，二値変数になる。また，年齢は量的変数だから，2 群間の量的変数を比較するスチューデントの t 検定とかマン・ホイットニーの U 検定を用いて，表にある P = 0.81 を求めることになるんだ。しかし，もしこの研究が「手術・抗がん薬・経過観察」の 3 アームの RCT だったら治療内容が名義変数になるから，話が大きく変わってしまう。

霊　夢　スチューデントの t 検定は聞いたことがあるわ。有名ね。マン・ホイットニーの U 検定も同じような検定なの？

 魔理沙　パラメトリック検定ならスチューデントの t 検定，ノンパラメトリック検定ならマン・ホイットニーの U 検定かな。

 霊　夢　パラメトリック？　何それ？

 魔理沙　**パラメトリック解析は特定の分布を前提とした解析だ**。特定の分布，というのはほとんどの場合**正規分布**で，正規分布専用の解析がたくさんあるんだぜ。正規分布については追々説明するぜ。

Advanced

　パラメトリック解析は，正規分布，t 分布，ポアソン分布など特殊な分布に従った変数を取り扱う解析である。最も使用頻度が高いパラメトリック解析は，正規分布を取り扱う解析である。スチューデントの t 検定，対応のある t 検定は，標本が正規分布，平均が t 分布という 2 つの前提を置いている。標本の分布が正規分布となると，サンプルサイズが少なくても平均値は t 分布・正規分布しやすくなる。そのため，スチューデントの t 検定，対応のある t 検定はその名称にもかかわらず，一義的には標本の正規分布を確認すべきである。

 霊　夢　量的変数も，正規分布しているかどうかで扱いが変わるのね。

 魔理沙　量的変数が正規分布しているかどうかはとても重要だな。さて，p.43 のデータシートに戻って，性別は二値変数だから，手術・経過観察の 2 群間で二値変数である性別の偏りを検定したのが P = 0.48 という

ことだね。フィッシャーの正確確率検定とかχ^2検定（カイ二乗検定）が使われるぞ（これらの検定はp.200で扱う）。

霊　夢　χ^2検定は聞いたことがあるわ。

魔理沙　次の項目，BMIはどうかな？

霊　夢　BMIは量的変数だったわね。スチューデントのt検定ってBMIに使ってもいいのかしら？

魔理沙　問題ないな。では病期の比較は？

霊　夢　2群間の順序変数の比較なので……わかりません。

魔理沙　コクラン・アーミテージ検定かな。登録地はどうかな？

霊　夢　表を見ると，病期はデータが3行に分かれていて，登録地も3行に分かれているのね。表のプレゼンが似ているので，病期と同じコクラン・アーミテージ検定かしら？

魔理沙　表の見た目ではなく，変数の種類によって判断してほしいぜ。登録地は名義変数だから，フィッシャーの正確確率検定とかχ^2検定を使うんだ。

霊　夢　いろいろあって難しいわ。とても覚えきれない。

魔理沙　今日は変数の種類の話をしているので，個別の検定については覚えなくてもいいよ。ただ，**検定を選択するにあたっては変数の種類が決定的に大切**だということは理解してほしいんだ。検定はこれからゆっくり学んでいこう。

霊　夢　ゆっくり学習ね。

変数の変換

 魔理沙 これまで変数を 4 種類説明したが，変数には情報量の序列があるんだ。**量的変数が最も情報が多く，順序変数，名義変数，二値変数と，情報が失われていく。変数は情報を失う方向には変換できるけど，逆の変換はできない**から気をつけるんだな。

 霊 夢 逆の変換？

 魔理沙 情報量が多い量的変数である年齢を「高齢・非高齢」に分けたり，名義変数である「関東・関西・九州」を「関東・関東以外」に変換することはできる。しかし，「高齢者・非高齢者」という二値データから量的変数の年齢に変換することはできない。「関東・関東以外」という二値データを「関東・関西・九州」にすることもできないんだ。

 霊 夢 確かに「関東以外」とラベル付けされた人が，関西なのか九州なのかは区別できないわ。

 魔理沙 **これは変数の性質として極めて重要**なんだ。量的変数としてデータを収集すれば，順序変数の解析にも二値変数の解析にも使うことができる（**表 4**）。しかし，**一度情報量の低い変数に変換してしまうと，失われた情報を取り戻すことはできない。情報収集時点で情報がないと，後から再現することもできない**。年齢なら二値の「高齢・非高齢」より順序変数の「高齢・中年・若年・小児」のほうがよいし，量的データの年齢

表 4　CRP の表現方法

量的変数	順序変数	名義変数	二値変数
15.3 mg/dL	高度陽性	グループ A（順序無視）	陽性
7.2 mg/dL			
1.0 mg/dL	軽度陽性	グループ B（順序無視）	
0.2 mg/dL	正常高値	グループ C（順序無視）	陰性
0.1 mg/dL	正常	グループ D（順序無視）	
⇐　⇐　情報量が多い　　　　情報量が少ない　⇒　⇒			
➡　➡　変数は右に向かって変換することが可能　➡　➡			

ならなおよい。

 魔理沙　もっとも，量的変数や順序変数を名義変数に変換することはあまりないので，変数変換には次の 2 系統があり，最終的に二値変数に統合される流れになるんだ。

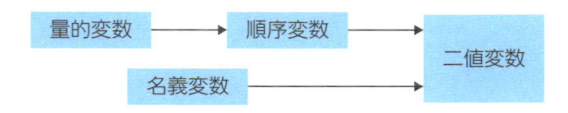

 魔理沙　2 系統あるが，名義変数を扱う解析は少ないので，統計解析の主役は「量的変数→順序変数→二値変数」のラインだ。また，**順序変数の解析には量的変数をそのまま使うことができる**。順序変数の特殊な場合が量的変数だからね。

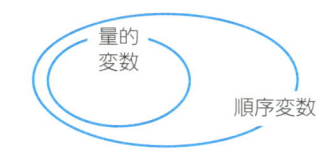

 霊　夢　量的変数はすでに順序変数でもあるのね。

 魔理沙　また，量的変数のなかでも正規性のある変数はパラメトリック解析に使用できるので，量的変数のなかでも利便性が高いぞ。

Point

- 臨床研究で用いる変数は，二値変数・名義変数・順序変数・量的変数の 4 種類に分けて理解する。
- 検定を選択するにあたって，変数の種類が決定的に大切。
- パラメトリック解析は特定の分布を前提とした解析で，正規分布した量的変数を扱う解析が多数ある。
- 論量的変数＞順序変数＞二値変数，名義変数＞二値変数と変換することができるが，情報量が低下し，逆の変換はできない。

第 2 章
変数の種類と提示

2　標準偏差

標準偏差とは

 魔理沙　（前回から続く）もう一度「早期脳腫瘍手術試験の患者背景」の表を見てほしい（p.17）。変数の 4 種類のうち，性別や登録地のように二値変数・名義変数を集計するときは，該当者の人数と割合を示せばいいよね。病期のように区分の少ない順序変数もそうだな。

 霊　夢　実際，表でもそうなっているわ。

 魔理沙　ところが量的変数は別で，集計方法がいろいろあって取り扱いが難しいんだ。量的変数を要約して示す場合に，最もよく使われている数字は何かな？

 霊　夢　どういうこと？　質問の意味がよくわからないんだけど。

 魔理沙　例えば，日本には寿命の長い人と寿命の短い人がいる。日本人の寿命をシンプルな 1 つの数字にする方法は何だろうか？

 霊　夢　うーん，平均寿命かしら。

 魔理沙　テストをしたら 0 点の人から 100 点の人までいた。受験者全体の成績を 1 つの数字で示すとしたらどうするかな？

 霊　夢　やっぱり平均点ね。

 魔理沙　そうだよね。では，量的変数を要約するのに，常に平均値でいいのかな。

霊　夢　それはそうよ。平均値は小学生でも理解できて，わかりやすくていいじゃない。

魔理沙　霊夢には小学生以上のことも理解してほしいので，平均値だけではうまくいかない例を一緒に考えるぞ。サイコロをたくさん振って，出た目の平均はいくつになるかわかるか？

霊　夢　こんなの朝飯前だわ。たくさん振ると 1〜6 が同じ頻度になるので，(1 + 2 + 3 + 4 + 5 + 6)/6 で 3.5 ね。

魔理沙　ナイスだぜ。今日は細工をした特注のサイコロを用意した。

霊　夢　ふふん。まあ，見てなさい。何でもこい，よ。

魔理沙　このサイコロは 3 の目が 3 つ，4 の目が 3 つある。このサイコロをたくさん振ると，その平均はどうなるかな？

霊　夢　たくさん振ると 3 と 4 が同じ頻度になるから，(3 + 4)/2 で 3.5 だわ。

魔理沙　普通のサイコロと，3・4 だけのサイコロと，平均は両方とも同じだけど，何か違うことはないかな？

霊　夢　普通のサイコロでは 1・2・5・6 が出ることかしら。

魔理沙　結果として，普通のサイコロのほうが目がばらけるね。このばらけ具合を説明する指標が**標準偏差**だぜ。

霊　夢　標準偏差は聞いたことあるわ。

魔理沙　それはよかった。標準偏差を自分の言葉で説明してみようぜ。

霊　夢　……標準の偏差だわ。英語では standard deviation といって，SD と略すのかしら。

魔理沙　それは標準偏差の意味を説明していることにならないぞ。

霊　夢　えーっとね。とある Web サイトによると，標準偏差は，Xi から平均値を引いて，二乗して，シグマで囲って，N で割ってから……。

魔理沙 霊夢が標準偏差を理解していないことがよくわかった。教科書の数式や言葉を丸暗記するのではなく，その言葉のイメージをつかんでほしいんだよ。いいかい？

 霊　夢 全然標準偏差がイメージできないわ……。

 魔理沙 では，サイコロの例に戻ろう。1〜6のサイコロも3と4だけのサイコロも，平均値は3.5だね。そして，**標準偏差は「平均値からの離れ具合」の平均値のようなものだ。個別データから平均値を引いたものを偏差というぞ**。標準偏差とは標準的な偏差だ。標準的な，というのは，ここでは「平均のような」と思ってくれ。**図1左**，3と4だけのサイコロでは，3の目は平均値の3.5から0.5離れている。4の目も平均値の3.5から0.5離れているぜ。偏差，つまり「平均値からの離れ具合」の平均はいくつかな。

 霊　夢 3も4も3.5から0.5離れているので，離れ具合の平均は0.5ね。

 魔理沙 次に，**図1右**の普通のサイコロで検討してみようか。それぞれの目は平均値の3.5からどれくらい離れているかな。

 霊　夢 3と4は3.5から0.5離れているわよ。2と5は1.5離れているわね。残りの1と6は2.5かな。

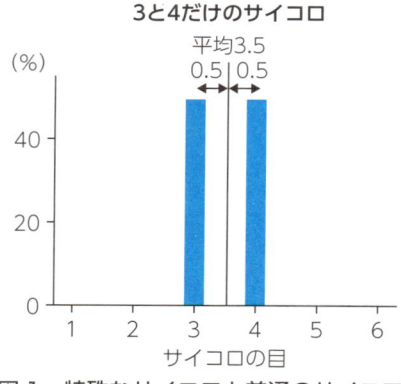
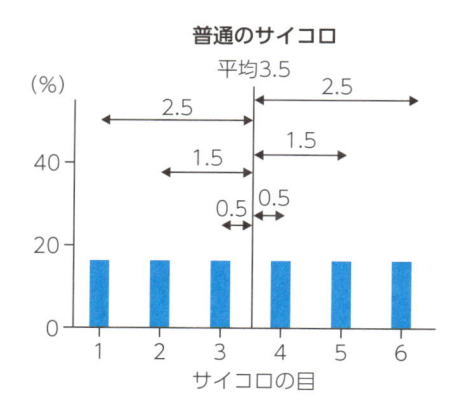

図1　特殊なサイコロと普通のサイコロ

魔理沙 その離れ具合は偏差の絶対値だね。離れ具合の平均は？

 霊　夢 偏差絶対値の平均は (0.5 + 0.5 + 1.5 + 1.5 + 2.5 + 2.5)/6 ＝ 1.5 かしら。

 魔理沙 3・4 だけのサイコロでは平均 0.5 だったから，普通のサイコロのほうが「平均値からの離れ具合」が 3 倍大きいことがわかるだろ。これは，数字のばらつきが 3 倍大きいということだぜ。「平均値からの離れ具合」の平均のようなものが標準偏差だと理解してもらえれば，とりあえず OK だな。標準偏差の正確な定義は**「偏差（＝各値－平均）の二乗平均の平方根」**だぜ。「平均との離れ具合の平均」より少しだけ大きい。

 霊　夢 サイコロの目の標準偏差は具体的にはどうやって計算するの？

 魔理沙 $$\sqrt{\frac{(1-3.5)^2+(2-3.5)^2+(3-3.5)^2+(4-3.5)^2+(5-3.5)^2+(6-3.5)^2}{6}}=1.7$$

になる。

 霊　夢 二乗とか√とかたくさんあってややこしいのね。

 魔理沙 **正確な計算は統計ソフトにさせればいいのだから**，霊夢には雰囲気をつかんでほしい。二乗は正負の符号を消す効果もあるぜ。

 霊　夢 わかったわ。

 魔理沙 標準偏差は「偏差（＝各値－平均）の二乗平均の平方根」だけど，**標準偏差の二乗，つまり「偏差の二乗平均」を「分散」というんだ。**標準偏差ほどではないけれど，ときどき出てくるので一応覚えておいてほしい。

Advanced

　標準偏差の定義は「偏差の二乗平均の平方根」である。標準偏差の二乗である分散は「偏差の二乗平均」となる。導出過程を考えると，「分散は標準偏差の二乗」という説明より，「標準偏差は分散の平方根」のほうがしっくりくる。原単位で考えられる標準偏差のほうが分散より頻出のため，標準偏差を主体とした説明にしている。

霊　夢　わかったわ。標準偏差と分散は数字のばらつきの指標なのね。

 魔理沙　標準偏差の注意点は，N が 30 未満のときは標準偏差を計算しないことだな。

Advanced

　標準偏差には 2 種類ある。手元のデータが母集団全体である**母集団標準偏差**と，限られた標本である手元のデータから母集団の標準偏差を推定する**不偏標準偏差＝標本標準偏差**である。前者は偏差の二乗平均を N で割った平方根，後者は偏差の二乗平均を N − 1 で割った平方根である。N でなく N − 1 で割ることをベッセルの補正という。Excel なら母集団標準偏差は STDEV.P，標本標準偏差は STDEV.S に相当する（関数については p.143 参照）。

　臨床研究ではほとんどの場合，**標本標準偏差を用いる**。しかし，N ≧ 30 で分布が対称の場合，ベッセルの補正が不要という考え方がある。ゆえに分母が N − 1 でなく N になるが，母集団標準偏差を使っているのではなく，標本標準偏差の近似計算だと理解するべきである。N ≧ 30 で 2 つの標準偏差の数字は近似するが，理論的に大きく異なっている。

　本書では簡便のため分母が N の式のみを扱うので，N ＜ 30 の場合は標準偏差を考えない。

 霊　夢　気をつけるわ。他に注意することはあるの？

 魔理沙　正規分布のときは問題ないけど，正規分布からかけ離れているときには標準偏差が少し使いにくくなるね。

 霊　夢　……。ええっと，さっきから正規分布ってときどき聞くけど，何なのよ？

 魔理沙　釣り鐘型だ。

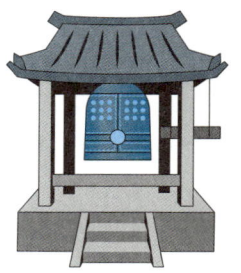

 霊　夢　釣り鐘って，行く年くる年で登場する除夜の鐘をつくやつよね。

Point

- 標準偏差は，「平均値からの離れ具合」の指標。
- N ≧ 30 のとき，標準偏差は，偏差（各値 − 平均）の二乗平均の平方根。
- 分散は標準偏差の二乗。

第2章
変数の種類と提示

3　正規分布

わかりやすい正規分布の定義

 魔理沙　（前回から続く）正規分布の例えは釣り鐘が定番だけど，わかりにくいかもな。お寺の釣り鐘は両側がストンと切れ落ちてすそ野の広がりがない。もともと英語でベル型，ベル曲線とよばれていたのに，日本語訳で「釣り鐘」を当てたからわかりにくくなってしまったんだ。**正規分布で大切なのは，真ん中が高い，左右対称，すそ野が広がっている，の3点だ**。西洋式のベルを想像してほしいぜ。お寺の釣り鐘と異なり，すそ野が薄く広くなだらかに続いているだろ。

 霊　夢　数式じゃなくて，そんな直感的な評価でいいのかしら。

 魔理沙　正規分布は数式で示すことができるけれど，あまりにも複雑な式なので一般の医療従事者が理解したり覚えたりする必要はまったくないぞ。

 霊　夢　そんなに難しい式なの？

 魔理沙　正規分布の確率密度関数には円周率の π とか，ネイピア数の e とかが登場する。あの式を見せると霊夢が恐れおののいてやる気を失ってしまうので，紹介しないことにしておこう。計算式を無視して，真ん中が高い，左右対称，すそ野が広がっている，の3点でベル型だと思ってほしい。データが正規分布していることを，**正規性があ**る**る**ともいうぜ。

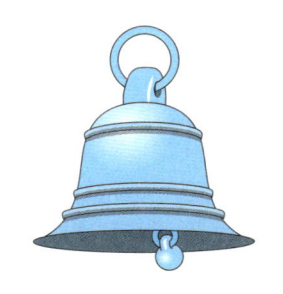

正規分布は，大きな数字と小さな数字が少し出て，真ん中の数字，平均付近の数字の頻度が高い状態だ。以前話に出した 12 回のコイントスの表（p.10）を見てもらうと，表が 2 回以下，あるいは 10 回以上の可能性は少ないけど，表が 5〜7 回は可能性が高かったよな。これをグラフにすると**図1左**のようになるぞ。

 霊　夢　確かに真ん中にピークがあり，左右対称で，すそ野が広がってるわね。

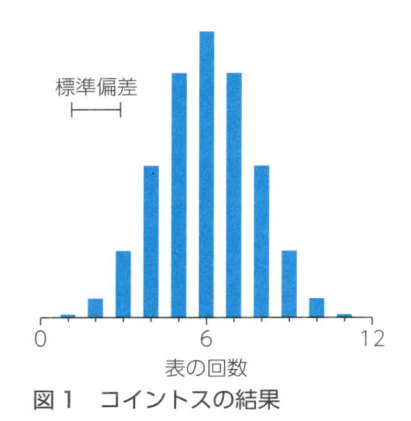 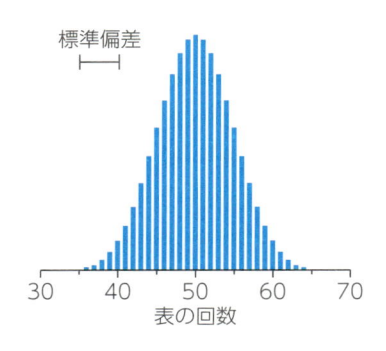

図1　コイントスの結果

正規分布における標準偏差

 魔理沙　コイントスの回数を 12 回から 100 回にすると，**図1右**のようにグラフは滑らかになり，さらに正規分布っぽくなる。正規分布そのものの形状と，標準偏差のスケール感に慣れてほしい。山の広がりに対して，このくらいの幅が標準偏差なんだって。

 霊　夢　スケール感と言われても難しいわ。

 魔理沙　目安としては，両端の薄くなっているところは無視して，残りの中央部分の 1/4 が標準偏差だ。

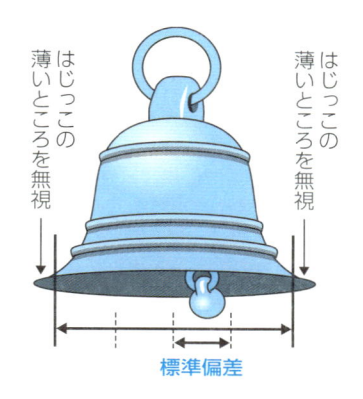

 霊　夢　スケール感を知るのがなぜ大切なの？

 魔理沙　「平均－標準偏差×2」～「平均＋標準偏差×2」の範囲に全体の95％が含まれる，という説明を聞いたことがあるかもしれないな。

 霊　夢　その説明は聞いたことがあるわ。

 魔理沙　正規分布の場合，データの95％は平均値から±標準偏差2個分に含まれることになる。だから，これくらいが標準偏差なんだとわかっておくと便利だ。論文ではこの範囲を「平均±標準偏差×2」とか「mean ± 2SD」と記載することもある。正確には標準偏差×1.96だが，だいたい×2だと思って問題ない。注意点として，医学論文で頻繁に目にする95％信頼区間とは「標本の95％を含む範囲」ではなく，母平均の区間推定で用いられる。標本の95％を含む範囲を95％信頼区間とはいわないので注意してほしい。95％信頼区間についてはまた別の日に説明しよう。

　コイントスの例は離散的量的変数だけど，連続変数でも同様の分布が考えられるんだ。

Advanced

　本来的には，正規分布は連続変数において定義される。区分数が多い離散変数は正規分布を近似できる，という言い方が正しい（p.48のAdvancedも参照）。

　平均＝0，標準偏差＝1の正規分布を特に**標準正規分布**とよぶ（詳しくはp.113）。正規分布曲線の下の面積は1である。すべての可能性を加えると100％になるので当然である。

> 曲線下面積が一定だから，正規分布曲線を横方向につぶすと縦方向に高くなる。マシュマロを横にギュッとすると縦長になるのと同じである。ただし，正規分布曲線は横方向の議論が多いので，縦のスケールは深く考えないこととする。

魔理沙 図2を見てほしい。Aのように平均＝0，標準偏差＝1でも，数字がBのように大きくても，Cのように左右につぶれていても，Dのように縦につぶれていても正規分布というぜ。B・C・Dは，グラフを縦横に伸ばしたり縮めたり，左右に平行移動させただけだから性質が似ているな。いずれも，真ん中が高い，左右対称，すそ野が広がっている，の3点を満たしている。

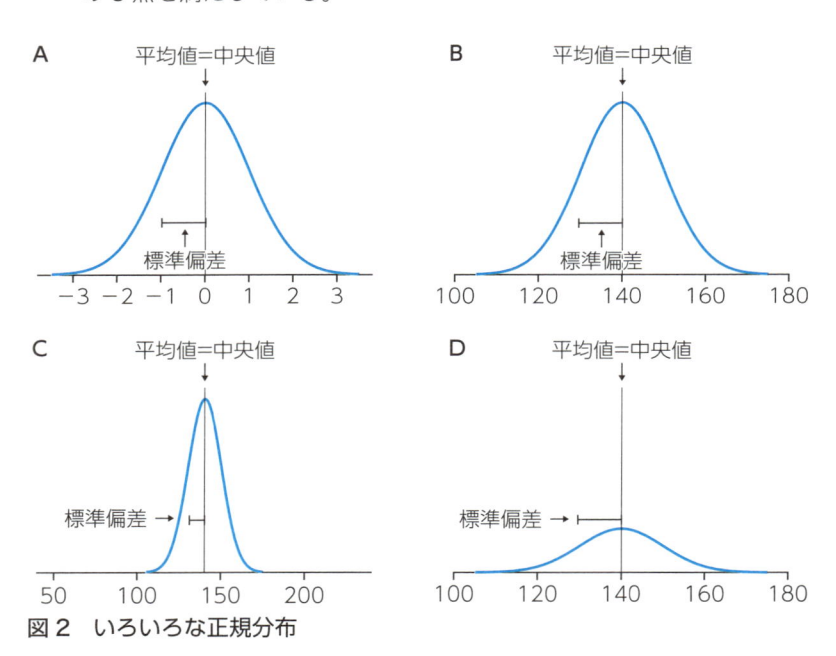

図2　いろいろな正規分布

平均値と標準偏差でグラフが伝わる

魔理沙 正規分布では，**平均値と標準偏差の2つの数字が特定されれば，そのグラフは1つに特定される**という便利な特徴があるんだ。平均値と

標準偏差の2つの数字のみでグラフの情報を完全に表現することができるんだぜ。

霊　夢　えっ，そうなの？

魔理沙　そうだよ。試しに，好きな平均値と標準偏差を言ってごらん。

霊　夢　では，10万人あたりの平均210人，標準偏差33人。これは2022年度の都道府県別10万人あたり心疾患死亡数よ。

魔理沙　平均210人，標準偏差33人からN＝47の正規分布曲線を描くと**図3左**のようになる。

霊　夢　実際のデータでは**図3右**だわ。

魔理沙　Nが47と少ないと少しいびつだけど，平均値と標準偏差のみからおおむね特徴をとらえたグラフが作れているだろう。

霊　夢　これは驚きだわ。データ圧縮された暗号みたいね。

魔理沙　**私たちが取り扱う量的変数データの多くは，正規分布に近い分布をしている**。そして，正規分布をしているデータは，平均値と標準偏差の2つの数字だけでグラフの形を表現できるんだ。だから平均値プラス標準偏差の組み合わせが，量的変数提示のスタンダードなんだ。面白いだろ。

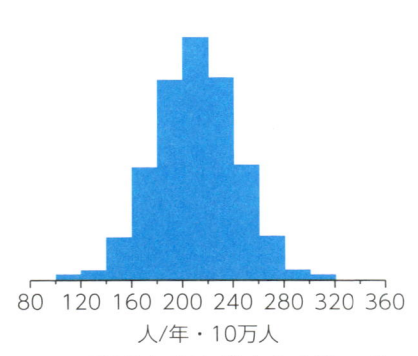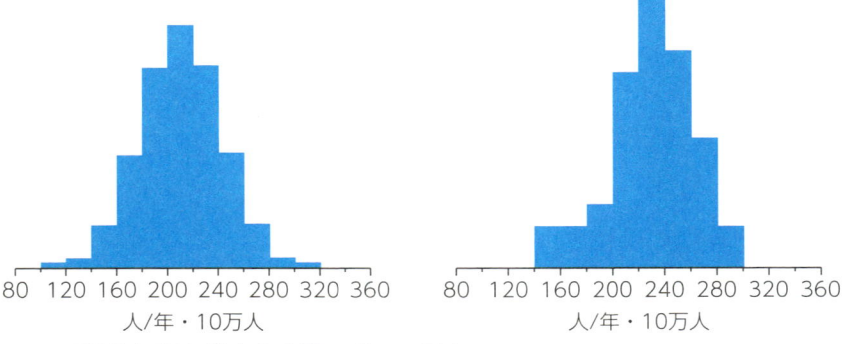

図3　正規分布曲線（左）と実際のグラフ（右）

霊　夢　でも「早期脳腫瘍手術試験の患者背景」の表（p.17）では，平均値と標準偏差ではなくて，中央値と四分位でプレゼンされてるわ。なぜかしら？

 魔理沙　従来は平均値と標準偏差の併記が臨床統計における量的変数記載の標準だった。ただ，確かに平均値と標準偏差の組み合わせはとても便利だが問題もあり，中央値と四分位の組み合わせも頻繁に使われているんだ。

 霊　夢　えっ，何が問題なのかしら？

▶ Point

- 正規分布は，真ん中が高い，左右対称，すそ野が広がっている，の3点で評価される。
- 正規分布では，両端の薄くなっているところを無視して，残りの中央部分の1/4が標準偏差の目安。
- 正規分布では，平均値と標準偏差のみからグラフが再現できる。

第2章

変数の種類と提示

4　代表値

3つの代表値

 魔理沙　（前回から続く）平均年齢のように，量的変数を要約するときに平均は便利だね。平均のように量的変数を1つの数字で表したものを**代表値**という。平均は最も有名な代表値だぜ。他に代表値として使われる指標はないかな？

 霊　夢　平均値，中央値，最頻値の3つが代表値だと聞いたことがあるわよ。

 魔理沙　そうだね。中心的傾向をとらえる3つの数字だ。そのうち，最頻値は医学統計では使用頻度が低いからとりあえず忘れて構わない。しかし，**中央値と平均値はどちらも極めて重要な代表値**なので，しっかり理解してほしいぜ。

いろいろな平均

 魔理沙　平均値と中央値の定義の違いはわかるよね。

 霊　夢　平均値は小学校で習ったわ。全部足して個数で割るのね。

 魔理沙　間違いではない。細かくいうと，平均値には**「相加平均＝算術平均」**，**「相乗平均＝幾何平均」**，さらに**「調和平均」**があり，単に平均といえば一番使われる**相加平均**だ。**相加平均は全部足して個数で割る**。霊夢が小学校で習ったとおりだぜ。平均寿命も相加平均で計算する。これ

69

に対して，**相乗平均は全部掛け合わせて N 乗根だ**。調和平均は医学ではあまり使われないから飛ばそう。

 霊　夢　魔理沙のレクチャーは，重要度が低いところをスキップしてくれるので助かるわ。これからもこの調子でお願いするわ。

 魔理沙　任せておけ。相乗平均の使いどころはどんなところだろうか。

 霊　夢　……思いつかないわ。

 魔理沙　疫学調査で，ある町の人口が 1 年目に 2 倍になり，2 年目には変化がなかった。1 年あたりの平均増加率は何％だろう？

 霊　夢　1 年目に 2 倍で，2 年目に 1 倍なので，$(2 + 1)/2 = 1.5$ 倍ね。簡単だわ。

 魔理沙　それは相加平均だな。1 年あたり 1.5 倍だとすると，2 年目の終わりには $1.5 \times 1.5 = 2.25$ 倍になってしまうだろう。ここでは相乗平均を使うんだ。1 年目の 2 倍と 2 年目の 1 倍を掛けると 2 倍になり，2 年目の終わりには 2 倍となっている。その平方根は 1.41 倍なので，1 年あたり 41% 増加が正解だ。式で書くと $\sqrt{(2 \times 1)} = 1.41$ だな。**相乗平均は経時的な変化率や比率データを考えるときに便利だね**。「差」の平均は相加平均，「比」や「倍率」の平均は相乗平均を用いることが多いぞ。

中央値

 魔理沙　次は中央値だ。中央値の定義は何だっけ？

 霊　夢　小さい順に並べたとき，真ん中に来る数字の大きさだわ。数字が偶数個の場合は，中央に近い 2 つの値の平均ね。例えばこのように 8 個の数字があるとき，4 番目と 5 番目の平均で 119 になるのよね。

例：100, 110, 115, **118, 120,** 120, 121, 138

 魔理沙　数字が偶数個の場合にも配慮していて素晴らしい。平均値と比べて中央値のいいところは何だろうか。

霊　夢　計算しなくていいので算出が楽だわ。

魔理沙　まあ，集計ソフトを使えば平均値でもすぐに計算できるけど，一応正解ということにしよう。**中央値の一番のメリットは，外れ値の影響を受けないことだぜ。**この例の最後の 138 を書き間違えて 1,380 にしてしまうと，平均値は 273 に跳ね上がるけど，中央値は 119 のままだ。

例：100, 110, 115, **118, 120**, 120, 121, **1,380**

霊　夢　確かにそうだけど，データを書き間違えることなんてあまりないわよね。

魔理沙　データの書き間違えでなくても，測定ミスとか診断ミスでおかしな患者が混入することはあるし，外れ値への対応は重要なんだぜ。

霊　夢　臨床研究はそんなにミスだらけなの？

魔理沙　それでは，ミスではないが一部の人にデータが引っ張られている例を出してみよう。**図 1** は日本人の収入のヒストグラムだ。このグラフのように，大きな数字に尾を引いた分布では中央値と平均値が結構ずれてしまうんだぜ。この場合，霊夢だったら中央値と平均値のどちらを使うかい？

霊　夢　うーん……。どっちでもいいような……魔理沙にお願いするわ。

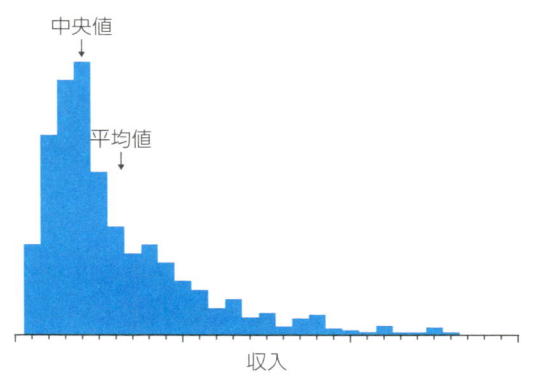

図 1　日本人の収入のヒストグラム

魔理沙　一般的な正解はないけど，政府与党ならいまの政策がうまくいっているとして国民に満足してもらいたいから，収入の高く見える平均値を提示したいだろう。一方，批判する側の野党なら，国民に不満をもってほしいから収入の低く見える中央値を使うだろう。一部の金持ちに引きずられた平均値には意味がないから，中央値を使うべきだと野党は主張するだろう。**みんな自分に都合のいいように統計を用いるから，読むほうが気をつけないといけないぜ。**

霊　夢　与党と野党で出している数字が違うので，政治家がウソをついているのかと思っていたけど，どちらも本当のことを言っていたのね。

非正規分布における標準偏差

魔理沙　さて，次の質問だ。正規分布と非正規分布で，中央値と平均値が一致するのはどちらだろう？

霊　夢　正規分布の特徴は，真ん中が高く，左右対称で，両側に尾を引いているだったわ。左右対称なので，順位が真ん中の数字が平均値になるのかな。正規分布で中央値と平均値が一致するのね。

魔理沙　おおっ，正解だぜ。正規分布を理解しているね。採血データで正規分布しそうな項目を挙げてごらん。中央値と平均値が一致すると思うよ。

霊　夢　白血球数は正規分布かしら（**図2**）。中央値と平均値がおおむね一致しそうだわ。

魔理沙　確かに正規分布っぽいし，中央値と平均値が一致しているぞ。逆に，正規分布からかけ離れた採血項目には何があるだろうか。

霊　夢　CRPとかどうかしら（**図3**）。

魔理沙　このグラフは，ある慢性疾患患者のCRPだ。0.1 mg/dL刻みでカウントされている。＞3のところに小さなピークに見えるが，3.0 mg/dL以上がすべて合算されているので実際には右肩下がりの尾を引いている。このグラフのように，CRPはピークが左端の0.0～0.1 mg/dL

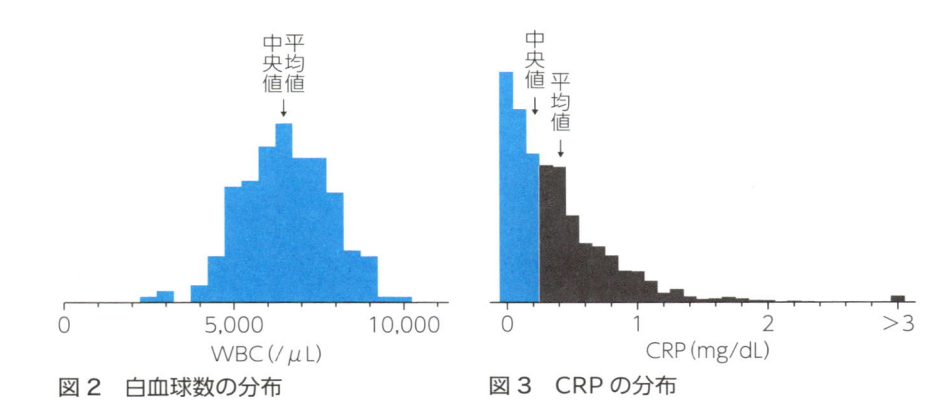

図2　白血球数の分布　　　　図3　CRPの分布

の区分にあり，左右対称でなく，すそ野は右側にしか広がらない。どう考えても正規分布からかけ離れている。この集団では，ほとんどの人が正常値の＜0.3 mg/dLとなっている（図中水色）。

　中央値は0.2～0.3 mg/dLのカテゴリーになっている。だけど，一部の人が5 mg/dLとか10 mg/dLとか異常高値をたたき出しているので，平均値は0.44mg/dLまで押し上げられているぜ。この集団のCRP代表値として平均値の0.44 mg/dLを提示すると，どんな印象をもつかな？

　霊　夢　あたかもほとんどの被検者が正常上限の0.3 mg/dLを超えて炎症反応高値であるかのような誤解を与えてしまいそうで心配だわ。

　魔理沙　私もそう思う。私の好みとして，非正規分布のCRPは0.2～0.3 mg/dLを代表値とする中央値のほうがしっくりくる気がするな。

　霊　夢　私も魔理沙と同じように思うわ。

　魔理沙　**非正規分布では，平均値よりも中央値のほうが代表値としてしっくりくることが多い**。さっき，正規分布では平均値と標準偏差から分布を再現できると説明したね（p.66）。このCRPの値では，平均値が0.44，標準偏差が1.17なので，正規分布を仮定して分布を再現すると**図4**のようになる。

　霊　夢　あれれっ！　CRPがマイナスの患者が発生しているわよ。めっちゃ不自然ね。

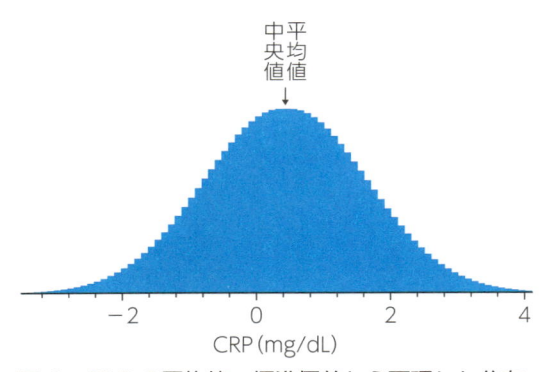

図4 CRPの平均値・標準偏差から再現した分布

魔理沙 そうなんだ。<mark>正規分布から逸脱している場合，平均値と標準偏差から元の分布図は再現できないんだよ。</mark>平均値と標準偏差をプレゼンすると受け取り手は正規分布を勝手に想像してしまうので，誤解が生じやすいんだ。だから，<mark>正規分布でないときは「平均値と標準偏差」というプレゼンを避けたほうが無難だと考える人もいる。</mark>

霊夢 データが正規分布しているかどうかで，扱い方に配慮が必要なのね。

魔理沙 うんうん，そういうことだ。

霊夢 ちょっと質問なんだけど，白血球のグラフを見ても，厳密には左右対称ではないような気がするの。このようなときは，正規分布をしているかどうかを確認するために，分布に関して正規性の検定を行うのかな？

魔理沙 いい質問だね。実は，医学で測定されたデータでは厳密な正規分布はあり得ないんだ。サイコロとかコイントスの結果なら正規分布するけど，採血結果のような医学データは厳密な正規分布にはならない。また正規性の検定は，正規性の仮定，つまり正規性を帰無仮説として，分布の偏りが偶然で説明できるかをチェックするんだ。でも以前話したように，検定ではNが増えると差が小さくてもPがどんどん小さくなり，帰無仮説が棄却されてしまうだろ（p.27）。つまり，Nを増やすとほとんどの分布は正規性が棄却されてしまうんだ。<mark>正規性が否定されると，</mark>

正規分布であることを前提とした多くのパラメトリック解析（p.54 参照）は使えなくなってしまい都合が悪いので，だいたいベル型っぽい分布は正規分布とみなすことが多いんだぜ。

分布	例	実務での扱い
ほぼ完全な正規分布	1,000 回のコイントスで表の回数 5,000 個のサイコロの目の合計	医学測定ではありえない
正規分布っぽい	白血球，ヘモグロビン	正規分布とみなす
正規分布っぽくない	CEA, BNP	場合による
まったく正規分布でない	CRP, 抗核抗体	正規分布でない

CEAは腫瘍マーカー

 霊　夢　そんないい加減でいいの？

 魔理沙　実社会でも，白黒はっきりしないほうがよい問題はたくさんあるだろう。ここは曖昧力を発揮するところだよ。

 霊　夢　BNP は**図5**のように基準値（≦ 18.4）の真ん中あたりに山があるけど，高い数字に尾を引いているようなときはどうするの？

 魔理沙　正規分布性を必要としない解析を使うことが望ましいけど，他に選択肢がない場合は正規分布とみなしてしまうこともあるぜ。だって，CRP よりは正規分布っぽいじゃないか。

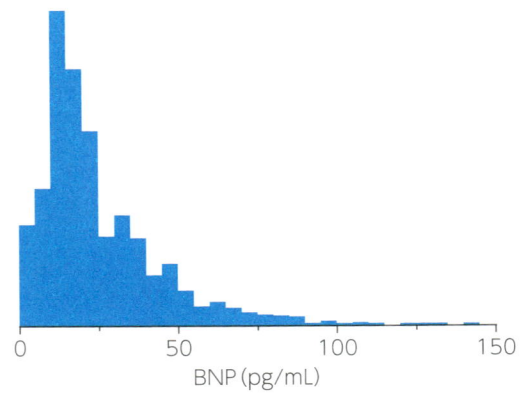

図5　BNP の分布

霊　夢　……左右対称でないのに無理やり正規分布として扱って，文句を言われたりしないの？

 魔理沙　正規性を前提とするパラメトリック解析でどこまでの正規性を求めるのかは，識者によって異なる。概して統計学者は統計的な厳密さを要求し，臨床家は診療の役に立つなら多少数学的に無理があっても許容しようと考えるぞ。

 霊　夢　大人の社会の難しさを垣間見た気がするわ。

 魔理沙　人によって見解が分かれやすいところだな。

 霊　夢　でも，なるべく正規分布を甘く評価するにしても，さすがにCRP や抗核抗体を正規分布とみなすのは無理よね。

 魔理沙　さすがに厳しいぜ。**右に強く尾を引いている場合は，対数変換により正規分布に近づけるという方法もある。**

 霊　夢　何それ？

 魔理沙　対数変換は 10 の何乗か，という指標だ。高校数学で習わなかったかい？

 霊　夢　理系科目はさっぱりで……。

 魔理沙　0.1 を－ 1，1 を 0，10 を 1 の要領で変換し，CRP mg/dL を $\log_{10}$ CRP としてしまう。Excel でも「＝ log(－ 0.01)」の要領で入力すれば，対数変換できる（**図 6**）。

 霊　夢　確かに元の分布よりは正規分布に近いのね。CRP mg/dL も 0 以下にならないので自然な感じもするし。これでパラメトリック解析にも許容されるのね。ちょっとご質問させていただいてもいいですか？

 魔理沙　どうした，改まって。

 霊　夢　いや，その。量的変数って差に意味があるのよね。$\log_{10}$ CRP ＝ 0（普通の CRP ＝ 1 mg/dL）と $\log_{10}$ CRP ＝ 1（普通の CRP ＝ 10 mg/dL）の違いは 1 でしょ。$\log_{10}$ CRP ＝ 1（普通の CRP ＝ 10 mg/dL）と $\log_{10}$

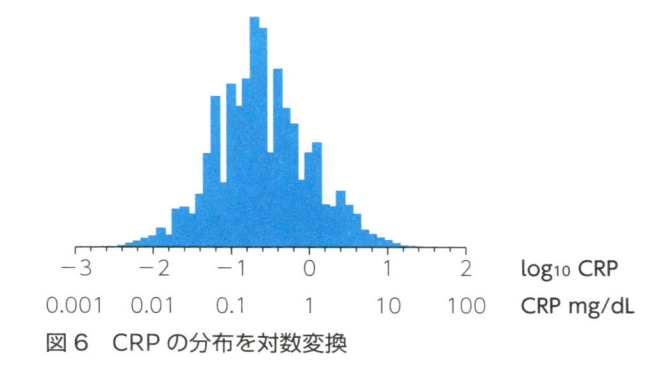

図6　CRPの分布を対数変換

CRP＝2（普通のCRP＝100 mg/dL）の違いも1よね。でも，普通の CRPでは後者のほうが90 mg/dL差で全然大きいじゃないの。差の意 味がなくなってない？

魔理沙　いい質問だな。$\log_{10}$ CRPでは1.0の差がCRP mg/dLでいう 10倍になる，という点で一貫しているので問題ない。

CRP mg/dL	1	10	100	1,000	10,000	100,000
$\log_{10}$ CRP	0	1	2	3	4	5

霊　夢　log変換しても差を考えることができるのね。

魔理沙　抗核抗体の採血結果を見たことあるよな。10倍，20倍，40倍， 80倍，160倍，320倍，と倍々になっていくぞ。血清を倍々希釈して試 薬と混ぜるんだ。強く尾を引いた露骨な離散変数になっているぜ。10倍 を基準に，何度2倍希釈をしたかを考えると次のようになる。

抗核抗体（倍）	10	20	40	80	160	320	640	1,280
10倍を基準に何回「2倍希釈」したか	0	1	2	3	4	5	6	7
人数	2	12	55	17	5	3	1	1

魔理沙　抗核抗体でいえば，「log₂ 抗核抗体」の変化分 1 は「2 倍希釈 1 回」で一貫しており，検査手法上の理屈とも整合性がとれているだろう。抗核抗体の生データをパラメトリック解析に使うのはさすがに厳しいが，変換後のデータならパラメトリック解析で許容されるかもしれないな。

 霊　夢　薬の用量も倍々で増やすことがあるわ。アムロジピン 2.5 mg → 5.0 mg → 10 mg → 20 mg みたいに。

 魔理沙　倍々で増える数字は log₂ での対数変換が解釈しやすいので，必要に応じて上手に変換するといいぞ。ただし，ゼロを含む変数は対数変換できないからな。

 霊　夢　ゼロはダメなのね。わかったわ。

 魔理沙　データの要約提示に話を戻して整理しよう。「平均値＆標準偏差」というプレゼンも便利だけど，「中央値＆四分位範囲」という方法もよく使われる。非正規分布なら後者が無難だね。

	正規分布	非正規分布
平均値＆標準偏差	○	△
中央値＆四分位範囲	○	○

 霊　夢　そういえば四分位範囲って何だっけ？　詳しい説明を聞いてないような気がするわ。

Point

- 平均には相加平均と相乗平均がある。後者は比や倍率関連で使うことが多い。
- 中央値は平均値よりも安定した指標であり，外れ値の影響を受けにくい。
- 量的変数のプレゼンテーションには「平均値＆標準偏差」と「中央値＆四分位範囲」がある。非正規分布なら後者が無難。

5　量的変数の提示方法

中央値と四分位範囲

 魔理沙　（前回から続く）100 個の数字があった場合に，小さいほうから 25 番目が第 1 四分位〔四分位（しぶんい）に第 1，第 2，第 3 がある。「第一四分位」や「第 14 分位」と書かれることもあるが 14 番目ではない〕，50 番目が第 2 四分位，75 番目が第 3 四分位だ（**図 1**）。第 1 と第 3 に挟まれる範囲が**四分位範囲**とよばれる。四分位範囲は IQR（interquartile range）と略されることも多いぞ。

 霊　夢　ということは第 2 四分位が中央値ね。ただ，数値が偶数個のときの中央値は，中央の 2 つの数字の平均よね。この図でいうと，50 番目の 73 と 51 番目の 75 の平均値である 74 が厳密な第 2 四分位になるのよね？

 魔理沙　霊夢の言うとおりだ。

 霊　夢　第 1 四分位と第 3 四分位でも同じ問題が発生しそうな気がするわ。第 1 四分位だと，25 番目と 26 番目の数字の内分値になりそうだし……。それに，今回は数字が 100 個なので 4 で割り切れたからいいけど，数字

四分位範囲（interquartile range, IQR）

順位:	1	2	3	……	23	24	25	26	27	……	49	50	51	52	……	73	74	75	76	77	……	97	98	99	100
数値:	0	0	1	……	30	30	31	32	25	……	71	73	75	79	……	80	80	80	81	81	……	85	85	88	92

最小値　第 1 四分位　第 2 四分位　第 3 四分位　最大値

図 1　四分位範囲

が101個だとどうなるの？ 第1四分位は25％に相当する順位なので，25.25番目ということになるわよね。

 魔理沙 鋭いね。問題意識は正しいんだけど，そもそも第1四分位と第3四分位は若干異なる複数の定義があり，内分比の関係で少しだけ値が異なるんだ。しかし，それは細かい問題だし，ある程度Nがたくさんあれば25番目の数≒26番目の数となるので，この問題は事実上無視できる。医学論文ではほとんど議論されない点なので，深入りしないことにしよう。単に「**数字の個数/4に近い整数」番目の数字が第1四分位**だと理解すれば十分だ。細かい端数は統計ソフトに任せようぜ。また，内分計算があるから，「入院回数」のように整数しかとれない変数の四分位に突然小数が出てきてくるけど，びっくりしないようにな。

 霊夢 論文では，正規分布なら平均値＆標準偏差，非正規分布なら中央値＆四分位範囲を使えばいいの？ 魔理沙はそれが無難だと言っていたけど（p.78）。

 魔理沙 まぁ，それでも間違いではない。ただ，わざわざ使い分けるのも面倒くさいし，統一感がなくなってしまう。正規分布でも非正規分布でもすべて中央値＆四分位範囲，という論文も多い。いろいろな論文の患者背景の表を見ると，だんだん慣れてくるよ。

 霊夢 魔理沙のようにたくさん論文を読んで精進するわ。

 魔理沙 さて，正規分布しているときのIQRは**図2**のようになる。感覚的に覚えてほしい。

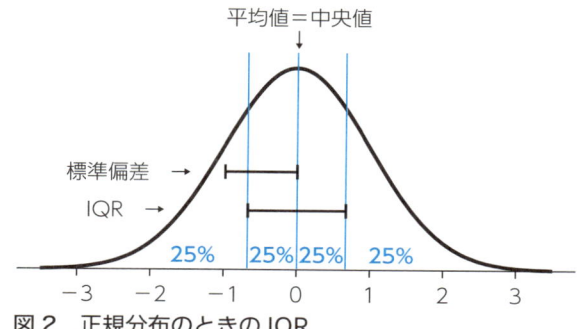

図2　正規分布のときのIQR

量的変数のいろいろな提示

霊　夢　「中央値＆四分位」と「平均値＆標準偏差」以外に量的変数のプレゼン手法はないのかしら？

魔理沙　量的変数のプレゼンにはいろいろあるんだぜ（**図 3**）。

霊　夢　こんなに種類があるの？　使い分けが大変ね。

魔理沙　使い分けは簡単だ。**量的変数の提示方法の選択は，霊夢の心意気にかかっているんだぜ。**

霊　夢　それはどういうこと？　統計に心意気なんてあるの？

魔理沙　あるさ。

霊　夢　信じられないわ。ふざけるのもいい加減にしてよ！

魔理沙　そういえばいままで聞いたことなかったけど，霊夢には兄弟いたっけ？

霊　夢　弟がいるわ。最近は連絡とってないけど。

魔理沙　子どもの頃はご両親と霊夢と弟の 4 人家族だったのかな？　みんなの年を教えてくれないか。

霊　夢　父が 46 歳，母が 44 歳，弟が 12 歳よ。私は永遠の 20 歳ということにしておいて。

魔理沙　さて，窓の外に公園が見えるね。散歩したり，ベンチに座ったり，30 人くらいの人がいるけど，年齢層はどうかな？

霊　夢　ちょっと待ってね。えーっと……子どもが 5 人，若者が 12 人，中年くらいが 4 人と，ご年配の方が 7 人ね。全部で 28 人。

魔理沙　霊夢は最近病院で働いているらしいね。職場には何百人かの人がいると思うけど，みんなの年齢はわかるかな？

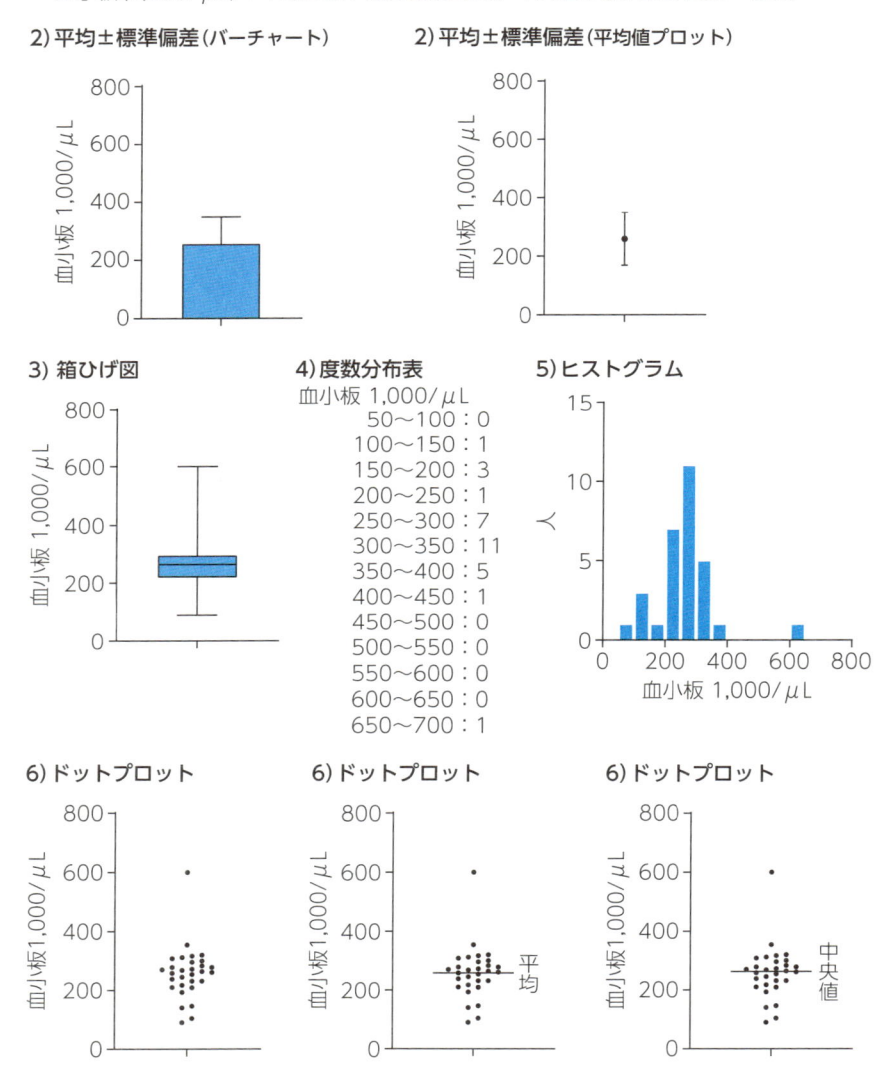

1) 簡易文面

血小板 (1,000/μL)：平均±標準偏差258±90，中央値 (IQR) 263 (221〜293)

2) 平均±標準偏差 (バーチャート)

2) 平均±標準偏差 (平均値プロット)

3) 箱ひげ図

4) 度数分布表

血小板 1,000/μL
 50〜100 : 0
100〜150 : 1
150〜200 : 3
200〜250 : 1
250〜300 : 7
300〜350 : 11
350〜400 : 5
400〜450 : 1
450〜500 : 0
500〜550 : 0
550〜600 : 0
600〜650 : 0
650〜700 : 1

5) ヒストグラム

6) ドットプロット

6) ドットプロット

6) ドットプロット

7) 全例列挙

血小板 (1,000/μL) 146, 312, 272, 217, 261, 296, 270, 193, 268, 264, 278, 600, 278, 258, 254, 354, 238, 231, 308, 140, 320, 210, 317, 245, 283, 231, 90, 209, 300, 104

図3　量的変数のプレゼン手法

霊　夢　うちの職場は20代から40代の人がほとんどよ。40代になると体がきついからって言ってどんどん辞めてしまうので，50代以上は少ないわよ。平均は30代半ばかな。

魔理沙　霊夢は賢いから，もう私の言いたいことがわかったんじゃないかな。

霊　夢　もちろん。家族のように4人しかいないときは，全員の年齢を具体的に列挙した。公園の人々のように人数が中くらいの場合は，年齢階層ごとの人数を示した。職場のように人数がもっと多いときは，平均値とか，多くの人が含まれる年齢を答えたわ。

魔理沙　ブラボー。素晴らしいぜ。4人家族のようにNが少なければ全例列挙できる。一方，職場の人のように数百人もいるのに全員の年齢を記述したら，数字だらけでわかりにくくなってしまうので，要領よくまとめる必要がある。

霊　夢　Nによって決めるのね。

魔理沙　Nだけじゃないぜ。口頭プレゼンなら発表時間，論文なら紙幅や図表数の都合で調整することになる。さっきの**図3**では1）の平均（±標準偏差）と中央値（IQR）が最も省エネで，7）の全例列挙が最も丁寧だ。**Nと時間・紙面スペースの兼ね合いで，どれだけ丁寧にデータを提示するかが決まるんだ。**

霊　夢　ああ，そういうことね。納得，納得。複数のプレゼン方法を知っていれば，臨機応変に適切な表現ができるのね。

魔理沙　うまくまとめてくれたな。

二値・名義・順序変数の提示

霊　夢　ところで，変数には，二値変数，名義変数，順序変数，量的変数の4種類あるのよね（p.46参照）。量的変数のプレゼンはわかったけど，二値変数，名義変数，順序変数はどのようにプレゼンテーションす

ればいいの？ こちらも教えてくれない？

 魔理沙 二値変数，名義変数，順序変数は「早期脳腫瘍手術試験の患者背景」の表が参考になるね（p.17）。すべてのパターンを列挙して，全体に占めるパーセンテージを補足的に記載するのが基本だぜ。

 霊 夢 そんなに簡単でいいの？

 魔理沙 ほとんど問題ないだろうね。

 霊 夢 では，カテゴリー変数（質的変数のこと。カテゴリカル変数ともいう）で分類がとても多いときはどうするの？ 例えば「早期脳腫瘍手術試験の患者背景」の表では，登録地が米国，カナダ，日本の 3 カ国だったから全部書けたけれど，国が 150 もあったら書き上げるのは大変よね。

 魔理沙 国名のような名義変数の区分が多すぎるときは「北米，アジア，欧州，オセアニア，アフリカ」などと，**少し大きめなカテゴリーに再分類すればいい。**

 霊 夢 どちらを使うかは，論文の紙面スペースやデータの重要性から適切なものを選ぶのかしら。

 魔理沙 そうだね。名義変数や順序変数でも，大切なアウトカムならもう少しスペースを使ってヒストグラムにすることもあるな（**図 4**）。忘れ

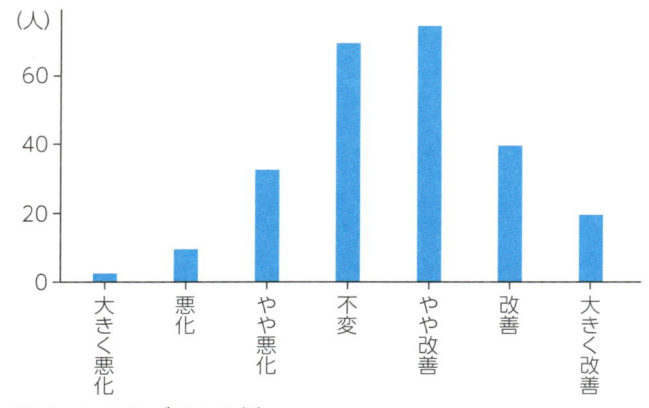

図 4 ヒストグラムの例

がちだけど，**順序変数は「中央値 & IQR」の形にすることもできる**。このヒストグラムを「中央値 & IQR」に表現できるかな。

霊　夢　簡単よ。中央値 不変（IQR 不変〜やや改善）ね。

魔理沙　そのとおり。**中央値 & IQR は順序を使った表現だから，量的変数に限らないんだ**。順序変数を「中央値 & IQR」の形式で提示することはあまりないんだけど，順序変数を理解するうえで本質的なところだから知っておいてほしいぜ。

Advanced

　量的変数は順序変数の特殊な場合である。いずれ本書の続編で説明するように，順序変数を対象とするノンパラメトリック解析は，量的変数を取り扱うことができる。量的変数である年齢をスピアマンの順位相関係数に用いる場合などである。この場合，年齢は量的変数であり演算可能のため，「平均±標準偏差」などの形式が使える。一方，「大きく悪化，……大きく改善」は純然たる順序変数であり，算術演算ができないため，「平均±標準偏差」などの形式にはできない。

霊　夢　データの種類によってデータ提示の方法がたくさんあることがわかったわ。魔理沙に教えてもらったようにデータを集計すれば，どんな病気のことも理解できる自信がついたわ。

魔理沙　**ここまで説明してきたデータ提示法を理解できれば，目の前の患者さんのことをプレゼンしたり，論文に書かれた数十人か数百人のデータを理解したりすることができる。しかし，普遍的な真実を知ることはできないから注意してほしい**。

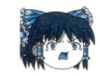

霊　夢　どっ，どういうこと？？？　変数の種類を知り，変数の型に応じたデータ提示ができれば，論文を読み書きできるのではないの？

魔理沙　実は，多くの論文が明示的な説明を省いている超重要事項があるのだ。これを理解しないと，臨床論文の記載内容を理解した気持ちにはなれるけれど，本当に理解したことにはならない。そして，この内容を統計学者は深く理解しているけれど，ほとんどの臨床家はこの問題があることにすら気がついていないんだ。

霊　夢　そっ，そんな大問題があるの？？？

 魔理沙　そうだ。でも，今日はたくさん学んだからおしまいにしよう。続きはまた今度にしよう。

Point

- 第 1 と第 3 四分位に挟まれる範囲が四分位範囲（IQR）である。
- 量的変数の提示方法にはさまざまな手法があり，論文の紙面スペースや重要性の都合で使い分ける。
- 中央値，四分位範囲は量的変数だけでなく順序変数にも使える。

第3章
標本と母集団

1 標本平均と母集団平均

イタリア人はピザとワインが大好きか？

 霊　夢　ねぇ魔理沙！　こないだは引きを作って授業を終わるなんてずるいわよ。気になって眠れなかったじゃないの。

 魔理沙　すまなかったぜ。ところで，霊夢は旅行したい外国はあるかい。

 霊　夢　実はイタリアに行きたいのよ。食べ物がおいしそうだし，豪華な大聖堂を見学して，写真撮って SNS にアップしたいの。イタリア旅行は子どもの頃からの夢だったけど，まだ叶っていない。せっかく働いて貯金ができたのに，コロナで海外に行きにくくなってしまったわ。

 魔理沙　私にはイタリア人の友人が 3 人いるんだ。名前はキアラとマルコとフランチェスコという。時間があったらイタリア旅行の前に紹介したいところだ。3 人ともピザとワインが大好きなんだぜ。しかし，大聖堂はいつも観光客でごった返しているからあまり行かないと話していたね。

 霊　夢　イタリア旅行の参考にするわ。

 魔理沙　ぜひとも参考にしてほしいぞ。

 霊　夢　もちろんだわ。

 魔理沙　霊夢は，私の話を聞いてイタリア人についてどんな印象をもったかい？

 霊　夢　イタリア人はピザとワインが大好きで，大聖堂には興味がないんだと思ったわ。

 魔理沙　本当にそう思ったのかい？

 霊　夢　まあ，魔理沙がそう言うなら，きっとそうなんだと思ったけど，何か問題でもあるの？

 魔理沙　大ありだ。

 霊　夢　えっ？

 魔理沙　私はイタリア人一般について何も語っていないんだけれど。

 霊　夢　はぁあ？　それはないわ！　イタリア人はピザとワインが大好きで，大聖堂には興味がないと言ったじゃないの。

 魔理沙　そんなことは言ってないよ。

 霊　夢　言ったわ。何言ってるの！

 魔理沙　言ってない。

 霊　夢　間違いなく言ったわ！　言った言わないの押し問答になるのだったら，こっそり録音でもしておけばよかったわ。

 魔理沙　何か勘違いしていないかい？　私が述べたのは，キアラ，マルコ，フランチェスコについてだ。一般のイタリア人については何も述べていない。にもかかわらず，霊夢は「私の 3 人の友人」の話を「イタリア人一般」に拡張して混同したんだぜ。

 霊　夢　何を言っているの？　いまの話の流れを聞いたら 10 人中 10 人が「イタリア人はピザとワインが大好きで，大聖堂には興味がない」と思うでしょう。

 魔理沙　だからみんな，統計が理解できないんだぜ。

 霊　夢　……。

魔理沙　霊夢はイタリア人一般について興味があるのだろう。

 霊　夢　夢に見ている旅行先にどんな人々がいるのかは気になるわよね。

 魔理沙　では，キアラ，マルコ，フランチェスコに興味はあるかい？

 霊　夢　まぁ，魔理沙のご友人かもしれないけれど，私の直接の友人ではないし，正直そこまで興味があるわけでもないわ。

 魔理沙　統計では「母集団」と「標本」という概念がある。標本はサンプルともいう。母集団は本当に興味のある大集団だぜ。人数がすごく多かったり，場合によっては無限の人数を想定しているかもしれないな。いまの話ならイタリア人 6,000 万人が母集団となる。イタリア人 6,000 万人にアンケートを取ったら，本当にイタリア人がピザとワインが好きなのか，大聖堂に興味がないのかがわかるだろうな。だけど，こんなアンケートは無理で現実味がない。だから，手っ取り早く情報の集められる私の友人 3 人の話をしただけだ。霊夢だって，私の特定の友人に個別に深い興味があるわけではない。手っ取り早く集めたこの 3 人を「標本」という。いままで何度も N = 3 などと書いてきた患者の人数に相当するぞ。標本は母集団から取り出した比較的少ない有限の人々だ。私たちは母集団全員を調べることができないから，小数の標本から母集団の性質を推測する。これを推計統計学という。

 霊　夢　他にどんな統計学があるの？

 魔理沙　前回の話のように，目の前の数十人〜数百人のデータをまとめる方法は記述統計学という。記述統計学はデータの要約と可視化に必須だ。これまで何度か出てきた「早期脳腫瘍手術試験の患者背景」の表は，手術と経過観察の合計 300 人の患者のデータを提示している。これは記述統計学だ。だけど，多くの医学論文は記述統計で終わらないんだぜ。なぜなら論文の読者は，手術を受けたり経過観察された 300 人自体には興味がないからだ。

第3章
標本と母集団

霊　夢　何言っているの？　早期脳腫瘍で治療を受けた重要な 300 人の
データじゃない。

魔理沙　そうかなぁ。霊夢だってキアラとマルコとフランチェスコには
興味がないと言ったじゃないか。霊夢が知りたいのは，**キアラ，マルコ，
フランチェスコという 3 人の標本を通じて推計される普遍的なイタリア
人の姿**だろう。

霊　夢　！！！

魔理沙　論文の読者も，研究に組み込まれた早期脳腫瘍の 300 人には大
して興味がない。読者からみたら知人でも友人でも自分の患者でもない。
読者は 300 人のデータをもとに推測される早期脳腫瘍一般に関する真実
が知りたいんだよ。

霊　夢　まぁ，そういう言い方もできなくはないわね。

魔理沙　**記述統計学は目の前の事実を記載する。推計統計学は目の前の
事実から普遍的な真実を推測するぜ**。例えば医師がカンファレンスで患
者のプレゼンをする。これは患者の情報を伝えるのだから記述的だな。
最終的に興味があるのは目の前の患者さんだからね。その患者さんに興
味深い点があれば症例報告として論文化されるだろう。症例報告という
研究スタイルでは統計処理が行われないが，その 1 例を通じて何か普遍
的な一般的な真実を伝えようとしているので推計的ともいえる。**医学研
究とは，病気や診断や治療に関する「普遍的な真実」を解き明かす手段な
ので，記述統計学だけでなく推計統計学が重要になる**。

霊　夢　じゃあ，目の前の患者はどうでもいいの？

魔理沙　霊夢の目の前にいる人間は大切にしたほうがいい。主治医とし
て，友人として，家族として，恋人として，目の前にいる人に興味をもっ
て深く知るべきだ。しかし，推計統計学を使った医学研究は，目の前の
人間から得られる洞察を普遍化する手続きなんだ。

霊　夢　以前に紹介した論文の抄録には「早期脳腫瘍患者の手術群では
経過観察群と比べて 5 年生存率が改善した（オッズ比 2.48，95％信頼区

間 1.53〜4.00）」と書かれているわ（p.16）。300 人のデータから計算された 5 年生存率のオッズ比が 2.48 ね。これがみんなの知りたい普遍的な真実そのものね（オッズ比については p.179 で解説）。

魔理沙　それはどうかな。そのオッズ比 2.48 は，みんなの知りたい早期脳腫瘍患者一般に関する真実ではなく，目の前の 300 人から計算されたオッズ比だ。

霊　夢　でも，N = 300 の標本においてオッズ比が 2.48 だから，母集団でのオッズ比も 2.48 なのよね。

魔理沙　それは違うぜ。

霊　夢　え？　母集団でのオッズ比を推測するために標本でオッズ比を計算したのよね。

魔理沙　それはそうだけどね。

霊　夢　魔理沙の言ってることが理解できないわ……。

広場の人々の平均年齢は?

魔理沙　ではクイズを出そう。広場にたくさんの人がいる。明らかに 100 人以上いるけれど，何人いるのかは判然としない。さて，広場にいる人たちの平均年齢を求めてみよう。

霊　夢　面白いじゃない。まあ見てなさい。

魔理沙　1 人目は 6 歳，2 人目は 8 歳だ。標本は 2 人だね。平均年齢はどうだろう。

標本（歳，N = 2）：6, 8

霊　夢　2 人の平均は 7 歳。簡単ね。

 魔理沙　では，広場にいる人たちの平均年齢はどうだろう。

 霊　夢　7歳，と言いたいけど，たった2人のデータからでは何とも言えないわ。子どもが多そうだとは予想がつくけど。

 魔理沙　予測される平均値を数字でいうと？

 霊　夢　あえて言えば，子どもが多そうなので5～15歳かな？　そんな意地悪なこと尋ねないでよ。偶然出会った2人からでは推測できないから。

 魔理沙　次の3人は，6歳，7歳，10歳だ。

標本（歳，N = 5）：6，6，7，8，10

 霊　夢　5人の平均は7.4歳ね。

 魔理沙　そこまでは誰でもわかる。広場にいるたくさんの人たちの平均年齢は？

 霊　夢　どうも10歳以下の子どもばかりね。平均は6～10歳くらいかしら。

 魔理沙　もう少し標本を増やしてみよう。

標本（歳，N = 15）：6，6，6，7，7，7，7，8，8，8，8，9，9，10，11

 霊　夢　15人の平均は7.8歳。広場にいる人たちの平均年齢は7～9歳のような気がするわ。

 魔理沙　では，標本を50人まで増やそう。

年齢	6歳	7歳	8歳	9歳	10歳	11歳
人数	9	9	13	8	5	6

 霊　夢　広場の人たちは全員6～11歳に違いないわ。50人の平均年齢は8.2歳。この広場って，小学校の校庭なんじゃない？　小学1年生か

ら6年生の年齢は6〜11歳だからぴったりだわ。

 魔理沙　新学年の小学校かもしれないぜ。それでは，この小学校の校庭にいる子どもたち全員の平均年齢はいくつなんだい？

 霊　夢　全員のデータがないので確定的なことは言えないけど，50人もの子どもたちのデータから見ると，8歳を少し上回る程度のような気がするわ。

 魔理沙　50人の平均は8.2歳だった。なら，校庭にいる子どもたち全員の平均年齢もぴったり8.2歳じゃないのかい？

 霊　夢　いやぁ，きっと誤差があるわ。予測される子どもたちの平均年齢は，標本が増えるごとに少しずつ変化してきたわ。だから，ちょうど8.2歳とは言えないけど，でもほとんど8.2歳のはずよ。

 魔理沙　校庭にいる全員，つまり母集団の平均年齢を精確に（precise ≠ 正確）特定してくれ。

 霊　夢　全員の平均年齢を精確に特定することはできないわ。だけど，50人の標本の平均年齢が8.2歳なので，母集団の平均年齢を推計すると8.2歳前後，たぶん8〜8.5の範囲内よ。

 魔理沙　ブラボー。丁寧で慎重な言い回しだね。しかも，推計統計学の基本を押さえていて素晴らしい回答だ。「母集団における平均値」は「**母集団平均**」や「**母平均**」ともいうんだが，理解してほしいポイントがいくつかあるぞ。まず，公園にいる何百人かの平均年齢が**母集団平均**で，数名から50名の平均年齢が**標本平均**（特定の標本における平均値）だ。**標本平均と母平均は別の概念だぜ。母平均は精確には求められないので，推定するにとどまる。**

　　母平均の推定方法には「**点推定**」と「**区間推定**」があるんだ。**点推定値は1点だけで示されるので，あたかもその数字が母平均のように見えるかもしれないが，母平均そのものではない。点推定の値は標本平均だ。**

　　また，**区間推定は8〜8.5歳のように幅をもって推定され，標本の数が増えるたびに推定値の幅が狭くなるぜ。**霊夢のこれまでの推測をまとめると次の表のようになる。

N	標本平均 ＝母平均の点推定値（歳）	母平均の区間推定 （歳）
2	7.0	5〜15
5	7.4	6〜10
15	7.8	7〜9
50	8.2	8〜8.5

 霊　夢　確かに，区間推定の幅はサンプルサイズが増えるに従って狭くなった気がしたわ。

 魔理沙　区間推定の幅のことを「信頼区間」といい，一般に95％信頼区間を用いる。

 霊　夢　95％信頼区間に母集団の平均値の95％が入るのね。

 魔理沙　と，勘違いしている人が後を絶たない。

 霊　夢　えっ，それどういうこと？　釣り鐘とベルカーブの話をしたとき（p.65），「平均±標準偏差×2」の範囲に95％が入るって言ってたじゃない!?

Point

- 標本と母集団を明確に区別する意識をもつ。
- 母集団全員を調べることはできないので，少数の標本から母集団の性質を推測するのが推計統計学。
- 推計方法には点推定と区間推定がある。
- 点推定値は標本から求めた統計値などである。
- N が増えると区間推定の幅（信頼区間）が狭くなる。

2　95%信頼区間

95%信頼区間の概念

魔理沙　（前回から続く）確かに私は「平均±標準偏差×2の範囲に95％が入る」と説明した（p.65）。しかし、それは標本についてだ。それは記述統計の話だからな。記述統計とは標本を整理する手段で、背後の母集団なんて考えないんだ。標本データだけを見れば、正規分布している標本の95％は平均±標準偏差×2の範囲に収まる。これは間違いない。でもな、母集団が絡んで母平均を考えるようになると、話はガラリと変わってくる。

霊　夢　どう変わるの？

魔理沙　霊夢、2つのポイントを理解してほしいんだ。前にイタリア人の話で、全体のイタリア人という「母集団」と、3人の友達という「標本」は違うって話しただろ？　**標本の平均と母集団の平均は別物だ**。それに、これも言ったことだが、医学研究では母集団の平均を求めるなんてできやしないんだよ。

霊　夢　ええっ？？？　母集団の平均は求められないの？

魔理沙　ああ、母集団の平均は求められない。母集団平均には絶対たどりつけないんだ。みんなで母集団平均を求めようと頑張ってるけどな。理想の世界平和みたいにね、少しずつ近づけるけど、手に入れることはできないんだ。

霊　夢　母集団平均ってわからないの!?

魔理沙　そう，わからないんだ。正確な母集団平均はわからないから，点推定や区間推定を使って推測するんだ。

 霊夢　でも95％信頼区間って，母集団の平均の95％を含む範囲だよね？

 魔理沙　ここがややこしいんだ。95％信頼区間ってのは，**同じ方法で無限にサンプリング（標本を抽出）した場合，それぞれのサンプリングから計算される信頼区間が母集団平均を含む確率が95％になる区間のこと**をいうんだ。

 霊夢　つまり……母集団の平均の95％を含む範囲ってこと？

 魔理沙　そうじゃないんだよ。真の母集団の平均は1つしかなくて，それは固定されている。だから，母集団の平均は95％信頼区間に入るか入らないかのどっちかなんだ。**「母集団の平均の95％を含む」という表現は，まるで母集団がいくつもあるみたいな言い方だから間違っているんだ**。「ただ1つの固定された母集団の平均」の周りを，サンプリングのたびに95％信頼区間が動くイメージをもってくれ。**たくさんあるのは母集団ではなくサンプリングされた集団だ**。

 霊夢　何だか難しいなあ。

 魔理沙　求めようとしている母集団平均はわからないけれど，自分の求めた推定区間が5％の確率で母集団平均を含んでいない。それが95％信頼区間だ。

 霊夢　……。

 魔理沙　じゃ，こう考えてみよう。1メートル先に棒が立ってて，直径50センチの輪をたくさん投げるんだ。輪投げさ。幼稚園児には難しいかもしれないけど，霊夢なら楽勝だろ？　直径50センチのデカい輪だから，20回中19回，つまり95％は成功するとしよう。

 霊夢　簡単ね。

魔理沙　この輪投げが普通と違うのは，棒が透明で見えないってこと。棒がどこにあるかはだいたいわかるけど，正確にはわからないんだ。いま投げた輪はたぶん棒をとらえているけど，そうじゃないかもしれない。そして，棒は動かないんだ。輪は，棒をとらえているかとらえていないかのどっちかだ（**図1**）。

 霊　夢　見えない棒って母集団平均のことか。で，1つひとつの輪っかが標本から推定された95％信頼区間ってわけね。標本を選ぶたびに95％信頼区間は動くけど，母集団平均はまったく動かない。ということは，95％信頼区間が出るたびに，その区間が母集団平均を含まない可能性が5％あるわけ？

 魔理沙　いいぞ！　でも，実際の医学研究では，輪投げで例えられたサンプリングは1回きりだ。チャンスは1回だけなんだ。

 霊　夢　え，たくさんやらないの？

 魔理沙　輪投げを何度もするというのは，95％信頼区間を説明するためのたとえ話だ。輪投げ1回が，1つの標本から推定される95％信頼区間になる。**1つの研究で主要評価項目についての95％信頼区間が1つだけ算出されるんだ**。床にぽつんと落ちた1個の輪っかを見て，「ああ，透明

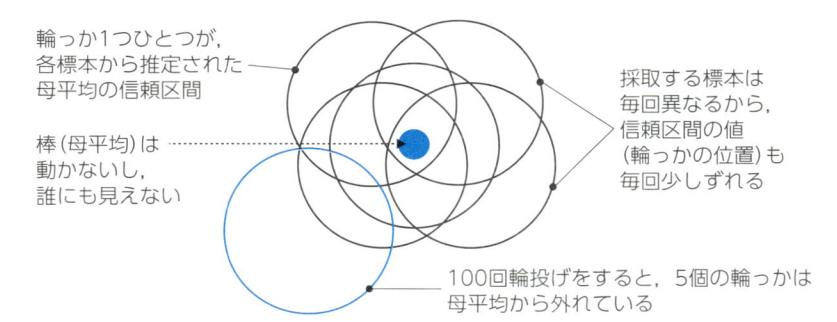

輪っか1つひとつが，各標本から推定された母平均の信頼区間

棒（母平均）は動かないし，誰にも見えない

採取する標本は毎回異なるから，信頼区間の値（輪っかの位置）も毎回少しずれる

100回輪投げをすると，5個の輪っかは母平均から外れている

・母集団（例：広場にいる全員）から1つの標本（例：50人）を採取し，その標本から推定される母平均（例：平均年齢）を信頼区間で表す。
・別の標本を採取し，同じように母平均を信頼区間で表す。これを無限に繰り返す。

図1　輪投げを上から見てみると

な棒はここらへんかな？」って考えるんだな。さっきの話でいくと，標本が最初は2人や5人だったのがだんだん増えて，とうとう50人になったとき，その50人から平均年齢の推定値とその範囲を出すんだ。これが輪投げ1回分。その輪の中に棒が入っている確率が95％になる。霊夢は「95％信頼区間に母集団の平均の95％が含まれる」と言っていたけど，どうして間違いだったかわかってきた？

 霊夢　うん，私の言い方だと，まるで母集団平均がいっぱいあるみたいだった。「95％信頼区間が母平均を含む確率が95％」と言うべきだったわね。

 魔理沙　さっきよりもだいぶいいけど，サンプリングをたくさん行ったニュアンスがほしいな。実際のサンプリングは1回しか行わないけれど，信頼区間の意味を考えるときだけは，あたかもサンプリングを無数に行って，信頼区間が無数にあるかのように考えるんだ。もう一度言うと，95％信頼区間ってのは「同じ方法で無限回のサンプリングを行った場合に，それぞれのサンプリング結果から計算された信頼区間が母集団平均を含む確率が95％であるような区間」だ。

 霊夢　でも，無数の信頼区間が95％の確率で母平均を含むのなら，ある信頼区間に注目したときに，その信頼区間が母平均を含む確率も95％じゃないの？　輪投げの話でいうなら，たくさんある輪っかのうち95％が透明な棒をとらえているなら，ある特定の輪っかが棒をとらえている確率も95％ってことよね。

 魔理沙　確かに霊夢の意見にも一理ある。しかし，統計学におけるお作法として，特定の95％信頼区間に確率を考えてはいけないことになっている。ある信頼区間は母平均を含むか含まないかの2択なので，「95％信頼区間が母平均を含む確率が95％」という表現は誤解を招きかねない。

 霊夢　すっきりしないところもあるけれど，理屈を超えたお作法といわれると仕方ないような気もするわ。

 魔理沙　ここはとても難しいんだ。もし理解してもらえたら嬉しいけど，理解できなくてもやむを得ない。失礼な言い方かもしれないけれど，わかる人にはすぐわかる。わからない人にはなかなかわからない。だけど，

わからない人でもある日突然わかるようになる。霊夢だけにこっそり話すけど，**95％信頼区間の意味を十分理解しないで学習を進めても，医学論文を読んだり書いたりするうえで大きな支障はないぜ**。心の中でこっそり「95％信頼区間に母集団の平均値が入っている確率が95％」と思っていても構わない。**ただし，口にしないでくれ。お作法にうるさい人に見つかると怒られるからな**。

霊夢 うーん，完全には理解できてない気がするけど，何となく進めてみるわ。

魔理沙 それでこそだぜ。**ここでつまずいて立ち止まるより，前に進むことに意味がある**。じゃ，95％信頼区間を求める際に使う標準誤差の話に移ろうか。

標準偏差と標準誤差

魔理沙 さて，標準偏差と標準誤差の違いはわかるかな。

霊夢 何となく似ているけどちょっと違うのよね。

魔理沙 似ている，と言いたくなる気持ちはわかるが，かなり違う。食用キノコと毒キノコくらい違う。取り間違えると大変なことになるぜ。いままで話をしてきた標準偏差は「**標本標準偏差**」だ。単に標準偏差と言った場合，通常はこの標本標準偏差を指す。一方，標準誤差は「**母集団平均推定値の標準偏差**」だ。

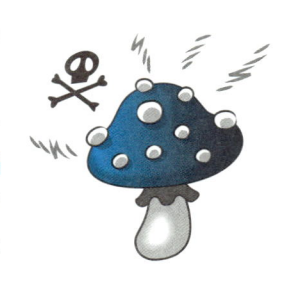

霊夢 標準偏差の意味は魔理沙に教わったわ（p.60）。「平均値からの離れ具合」の平均値のようなものね。正確には偏差の二乗平均の平方根よね。いったい標準誤差とは何物なの？

魔理沙 **標準誤差は，母集団からある数の標本を何度も選ぶときの標本平均，つまり母平均点推定値の標準偏差**を示すんだぜ。小学生の年齢当

てクイズをやったとき（p.91），50人の平均年齢は8.2歳だったが，再度ランダムに50人を選ぶと少しずれて8.5歳になるかもしれない。その次は8.1歳かもしれない。**標準誤差は，標本平均＝母平均点推定値である8.2歳，8.5歳，8.1歳を無数に集めたときの標準偏差で，母平均を推定する際の推定誤差を示す指標だぜ。**

 霊　夢　つまり，たくさんの標本から，それぞれの平均値（母平均の点推定値）を割り出したとき，それらが「母平均からどれだけ離れているか」の平均値のようなものなのね（**図2**）。計算式はやっぱり難しいの？

 魔理沙　正確に計算しようとすると，手計算では難しいかな。実際の計算は自分でしなくてもいいので，大雑把な見積もりができるようになってほしい。**N≧30のとき，標準誤差（SE）は標準偏差（SD）をサンプルサイズの平方根で割って求められる**ので，これだけ覚えてくれ。式で表すと，$SE = SD/\sqrt{N}$ になる。

 霊　夢　サンプルサイズの平方根で割るので，**サンプルサイズが増えると標準誤差は小さくなる**のね。

 魔理沙　理解が早くて助かるぞ！　サンプルサイズが増えても小さくならない標準偏差と対照的だ。**Nの平方根で割るので，患者が100人いれば1/10になる。**

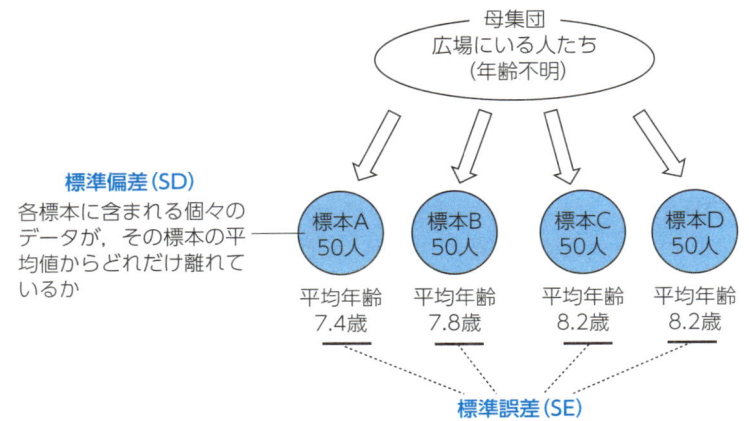

図2　標準偏差と標準誤差は見ようとしているものが違う

　標準誤差が他の統計値（比率，リスク比，オッズ比など）ではなく，平均値の標準誤差であることを強調する場合，**standard error of the mean (SEM)** という。SEM を直訳すると「平均（値）の標準誤差」となるが，この日本語はあまり使われず，単に標準誤差とよんだり，英語で standard error of the mean あるいは SEM と記載されるほうが多いようだ。

Advanced

　ここでは標準誤差として SEM のみ説明しているが，母平均だけでなく，母比率，母オッズ比，母ハザード比，母相関係数などでも SE（標準誤差）の概念がある。「SE ＝ SD/√N」は SEM のみで適応できる式であり，平均以外の統計値について SE を求める場合，他の式を用いる（詳しくは p.196 の表参照）。

一般的な用語	言い換え	N が大きいと	平均 ± 2 倍	標本が正規分布でない場合
標準偏差 standard deviation（SD）	標本標準偏差	変わらない	一般的名称なし	使いにくい
標準誤差 standard error（SE）	母平均推定値の標準偏差 standard error of the mean（SEM）	狭くなる	95％信頼区間	使える

標準誤差

 魔理沙　標準偏差と標準誤差は絶対に間違えてはいけない。

 霊　夢　雰囲気は似ているけど，結構違うのね。うっかり取り違えると大問題ね。

 魔理沙　大変だけど，よく勘違いされている。

 霊　夢　ええっ？　困るじゃないの。

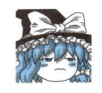 魔理沙　困るんだよ。みんな頭を悩ませている。

 霊　夢　どうすれば間違いが減るの？

 魔理沙　まず，**当然だが記載をキチンとみる**。論文では，年齢平均値55 歳（標準偏差 5 歳），年齢平均値 55 歳（SD 1 歳）のように明示されていることが多い。論文の表でも，最上段の見出しとか，欄外の注釈に記載があることが多い。

 霊　夢　なるほど，それならわかりやすいわね。

 魔理沙　よく教科書に「標本そのものについて伝えたいときは標準偏差，標本から推定される母集団について伝えたいときは標準誤差を使う」とあるが，現実はそんなに単純じゃない。例えば，感染症の患者 100 人を治療したら，白血球が平均 1,000/uL 下がったとしている論文があったとしよう。この場合，100 人の標本で白血球が下がった事実をもとに，母集団でも白血球が下がると推定しているわけだ。

 霊　夢　標本についても母集団についても伝えたいのね。

 魔理沙　習慣として，**臨床研究で各群の患者背景の平均値が記載されている場合に付記されている数値はほとんど標準偏差だ**。一方，各群の介入結果の平均値が示されている場合，そこに付記されている数値は標準偏差と標準誤差の両方の可能性がある。各群の個別のデータが各々の群の平均値からどれだけ離れているかを示している場合（標準偏差）と，各群の平均値が母平均からどれだけ離れているかを示している場合（標準誤差）があるということだ。とはいっても，**多くの場合，臨床的な常識から標準偏差と標準誤差の区別がつく**。とにかく標準誤差は小さくなるから。

 霊　夢　標準偏差＞＞標準誤差，ね。あんまりイメージが湧かないけど。

 魔理沙　では試しに，標準偏差と標準誤差がだいたいいくつになるかを計算してみよう。日本中の老人ホームに入っている人を母集団として，100 人を標本として抜き出すことを考えよう。標準偏差と標準誤差を求

めてごらん。**ベルの両端を切り落とした残りの幅の 1/4 が標準偏差の目安**だったね（p.64 参照）。

 霊　夢　えーっと，そんなに深く考えたことなかったけど老人ホームにいる人たちは 70 歳から 100 歳くらいかな。両端を切り落とすから，たぶん大半は 75〜95 歳の間だと思うわ。(95 − 75)/4 ＝ 5 だから，標準偏差の目安は 5 歳ね。標準誤差の式から，5 歳を N である 100 の平方根，つまり 10 で割ると 0.5 になるわね。だから標準誤差は 0.5 歳ってことね。

 魔理沙　なかなかやるじゃないか。じゃあ次の問題だ。鉄欠乏性貧血の患者さん 50 人に数カ月，鉄剤を飲んでもらったときのヘモグロビン改善値の標準偏差と標準誤差はどうなる？

 霊　夢　うーん，私血液内科専門じゃないから，鉄欠乏性貧血の治療は詳しくないのよね。

 魔理沙　まあ，正規分布だと仮定して，ノリで計算してみよう。

 霊　夢　ヘモグロビンが 3 g/dL 上がったら体調も良くなりそう。でも，10 g/dL も改善することはなさそうだから，だいたいの人は 5 g/dL 以下の改善かしら。薬を飲まなかったり，診断が間違っていて鉄剤が効かな

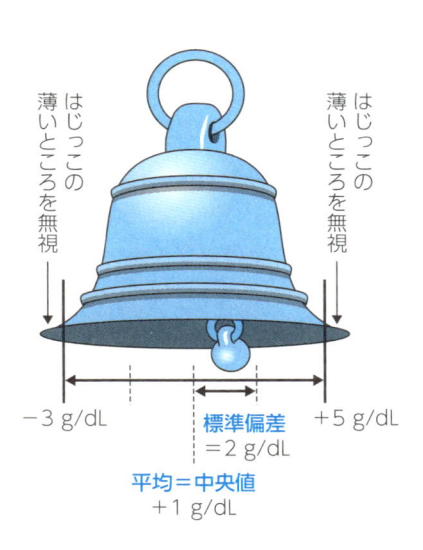

かったりして貧血が悪化する人もいると思うけど，3 g/dL 以上悪化する
ケースはほとんどないと思うわ。そうすると，ほとんどの人が含まれる
区間，つまりベルの両端を切り落とした範囲は－3 g/dL から＋5 g/dL
ね。だから標準偏差の目安は (5 － (－3))/4 ＝ 2 g/dL ってことかしら。

　標準偏差である 2 g/dL を，N である 50 の平方根である 7 で割ると約
0.3g/dL で，これが標準誤差ね。

 魔理沙　それくらいだろうね。

 霊　夢　老人ホームの例もそうだったけど，標準誤差って結構小さいの
ね。

 魔理沙　そうなんだ。N が大きいと標準誤差はどんどん小さくなる。N
はパワーだぜ。**標準誤差は N の大小にかかわらず重要な数値だけど，N
が大きいと標準誤差はプレゼンに不向きになるぜ。**

 霊　夢　標準誤差が小さいほうが，有意差がつきやすくていいんじゃな
いの？

 魔理沙　それはそのとおりなんだけど，小さい数字って書きにくいんだ
よ。鉄剤の例で N ＝ 1,000 だと，2 g/dL を $\sqrt{1,000}$ で割るので，ヘモグ
ロビンの測定精度の 0.1 g/dL を下回ってしまう。下手すると四捨五入さ
れてゼロに見えてしまうこともある。

 霊　夢　もし論文に，貧血の改善が標準偏差（SD）や標準誤差（SE）を
省略して「治療効果は 3 g/dL（0.3 g/dL）」と書かれていたら，標準誤差
だと判断できそうね。他に，標準偏差と標準誤差の見分け方はあるの？

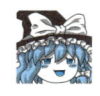 魔理沙　**2 群間の差や比が求められているときは，常に標準誤差だ**
（図 3）。群間差・群間比は，患者単位データのように偏差を求めるとい
う操作ができなくて，標準偏差という概念がないからな。

 霊　夢　そういえば，基礎研究をしている人もデータを出すときに標準
偏差か標準誤差か悩んでたわ。

 魔理沙　私は基礎研究に明るくないが，基礎研究者からも相談を受ける
よ。エラーバーを短くしたいから，標準偏差でなく標準誤差を使っていい
かって。

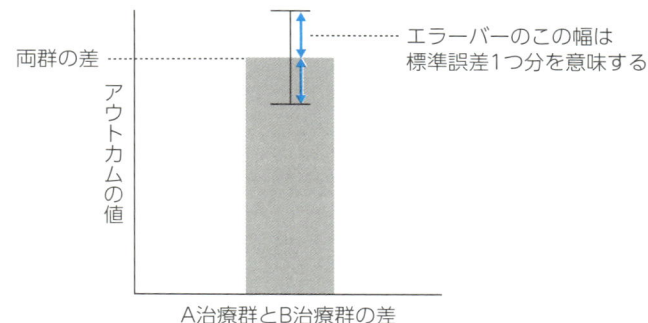

異なる群の差や比を比較するときは，標準偏差ではなく標準誤差の
エラーバーを用いる(群間の差であり，個別データの差ではない)。

図 3　エラーバーは得られた値の信頼性を示すために付ける

第3章 標本と母集団

霊　夢　標準誤差についてだんだん理解ができてきたので，標準誤差の
使い方についても教えてよ。

95％信頼区間の求め方

魔理沙　標準誤差の使い道だけど，とりあえず 2 つ覚えてほしい。95％
信頼区間の算出と，メタアナリシスにおける重みの算出だ。メタアナに
ついては日を改めて説明することにして，今日は 95％信頼区間について
考えよう。95％信頼区間って，そもそも何だったっけ？

霊　夢　メモには，「**95％信頼区間は，同じ方法で無限回のサンプリン
グを行った場合に，それぞれのサンプリング結果から計算された信頼区
間が母集団平均を含む確率が 95％であるような区間**」と書いてあるわ。
ちょっとわかりにくいけど，「95％信頼区間に母集団の平均値が入って
いる確率が 95％」だと理解しているわ。

魔理沙　おっと，後半は私と霊夢だけの秘密だから，口外しないように。

霊　夢　ごっ，ごめんなさい……。

魔理沙 母平均の推定方法には点推定と区間推定があって，セットで提示することが多い。母平均の点推定値は標本平均（その標本の平均値）だね。母平均の点推定値と標本平均は意味が違うが，値が同じなので単に「平均」ということもあるぞ。そして区間推定は，幅のある区間を通常95％信頼区間で提示する。これは前にも話したよな（p.93）。

霊　夢 ええ。

魔理沙 N が 30 以上の場合，95％信頼区間を求めるときには正規分布に基づき，「平均−標準誤差× 2，平均＋標準誤差× 2」とする。「平均±標準誤差× 2」「mean ± 2SE」と略して記載することも多いぜ。これも標準偏差のときと同じく正確には× 1.96 だが，だいたい× 2 だと思って問題ない。正規分布による標準誤差や標準偏差の計算は N ≧ 30 が条件なので，N ＜ 30 のときは正規分布による 95％信頼区間は避けてくれ。

Advanced

　母分散が既知の場合と未知の場合で考え方が異なる。既知の場合，標本平均の分布は標本サイズ（Nの数）にかかわらず正規分布に従う。もっとも，母平均がわからないから95％信頼区間を算出しているのであり，母集団の分散は未知であることが一般的である。母分散既知の考え方はあまり使わない。

　母分散が未知の場合，N ≧ 30なら中心極限定理（p.110参照）により標本平均の分布は正規分布で近似できるが，N ＜ 30の場合は近似できないため，正確な導出のできるt分布に従い95％信頼区間を算出すべきであるとされている。

霊　夢 95％信頼区間の定義って難しいけど，計算自体は割とシンプルよね。正規分布する標本の 95％が含まれる範囲って，平均±標準偏差× 2 に似てるわね。

魔理沙 そうだね。両方とも正規分布を前提にしているからな。じゃ，再び鉄欠乏性貧血の例を挙げてみようか。鉄欠乏性貧血の患者さん 50 人に数カ月間，鉄剤を飲んでもらったら，ヘモグロビンの改善値が平均で1 g/dL，標準偏差が 2 g/dL だった。母平均の 95％信頼区間はどうなる？

霊　夢 先ほどの話ね。標本平均が母平均の点推定値で，1 g/dL ね。標準誤差は，標準偏差の 2 g/dL を 50 の平方根，つまり約 7 で割って

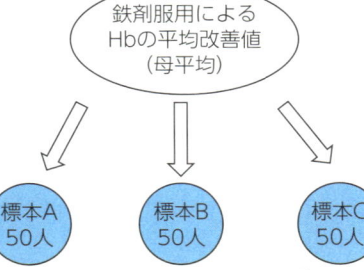

標本データを
みている

正規分布している標本データ
の95％は，**平均±標準偏差
×2**の範囲に収まる。
標本Aでは，50人中48人の
Hb改善値が1 g/dL±4の範囲
に含まれる。

母平均を
みている

N≧30であるなら，**平均±標準誤差×2**が95％信頼区間となる。このような研究
（サンプリング）を無限に繰り返した場合，各々の信頼区間のうち95％は真のHb
平均改善値（母平均）を含む。標本Aの場合，95％信頼区間は0.4〜1.6 g/dLとなる
（標準誤差＝標準偏差／$\sqrt{N}$＝2／$\sqrt{50}$≒2/7≒0.3）。

図4　「平均±標準偏差×2」と「平均±標準誤差×2」のおさらい

0.3 g/dL になるわ。だから，95％信頼区間は平均±標準誤差×2 で，
0.4〜1.6 g/dL ね。

魔理沙　論文調に言うと，「50 人の患者に鉄剤を投与した結果，平均で
1.0 g/dL（95％信頼区間 0.4〜1.6 g/dL）のヘモグロビン改善がみられ
た」となるな。

霊　夢　よく論文で見る表現ね。

魔理沙　95％信頼区間の定義を思い出しながら，95％信頼区間 0.4〜
1.6 g/dL について説明してみてよ。

霊　夢　50 人の患者に鉄剤を投与するという研究を無数に繰り返した場
合，それぞれの研究における信頼区間の 95％が真のヘモグロビン改善値
の平均値を含む，かしら（**図4**）。

魔理沙　95％信頼区間を理解してきたな。じゃあ，以前見た「早期脳腫
瘍手術試験の結果」（p.16）を解釈してみてくれ。

結果：早期脳腫瘍患者の手術群では経過観察群と比べて 5 年生存率が
改善した（オッズ比 2.48，95％信頼区間 1.53〜4.00）。

第
3
章

標
本
と
母
集
団

霊　夢　えーっと。この研究を無限に繰り返したときに計算される信頼区間たちのうち，95%が真のオッズ比を含む範囲が 1.53 から 4.00 になるってことね。こんな感じで大丈夫？

 魔理沙　ああ，その解釈でバッチリだ。霊夢も論文読解が随分と上達したな。

 霊　夢　でもさ，この話，患者さんにどう説明したらいいの？　「無限に繰り返す」とか，ちょっと難しくない？

 魔理沙　んー，「この手術を受けると，5 年生存率が 2 倍から 3 倍くらい向上する可能性がありますね」って感じかな。

 霊　夢　それ，結構ざっくりとしてるわね。

 魔理沙　だってさ，「同じ研究を何度も繰り返すと……」って説明しても，患者さんにちゃんと伝わるかどうかあやしいだろう。

 霊　夢　確かに，悪いけど「専門用語でごまかしてるの？」って怒られちゃうかもしれないわね。

 魔理沙　医師や薬剤師だって，統計の理論をきちんと理解しているわけじゃないからな。患者さんに理解させるなんて無理な話だよ。

 霊　夢　統計，私もちゃんと理解しているか自信ないわ……。もう諦めちゃったほうがいいかしら？

 魔理沙　そんなことないって。霊夢も頑張っているじゃないか。

 霊　夢　最後にちょっと聞きたいことがあるの。正規分布って，標本に関する話と，標本平均に関する話, 2 つあるじゃない？　少し整理してくれるとありがたいわ。私も混乱してるみたい。

 魔理沙　もちろんだぜ。鉄欠乏性貧血の患者さんに鉄剤を使った例で話を進めよう。ヘモグロビンの改善値は平均で 1.0 g/dL，標準偏差は 2.0 g/dL，患者数が 50 人だとすると，さっきのとおり標準誤差は 0.3 g/dL になるよな。これを示したのが**図 5 上**で，その下は標本平均の分布だ。標本抽出（サンプリング）を無限に繰り返した場合に得られる「平均値の分布」だな。2 つとも正規分布で，横方向の広がりは違うけど，分布と標準偏差，分布と標準誤差の関係は似ているね。

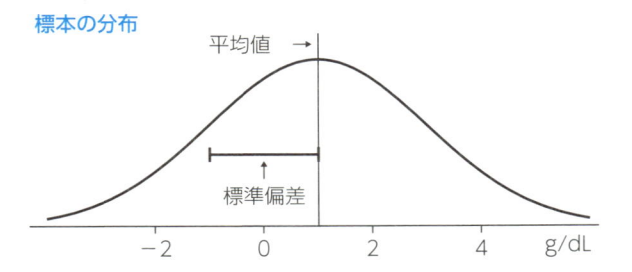

標本の分布

平均値 →

標準偏差

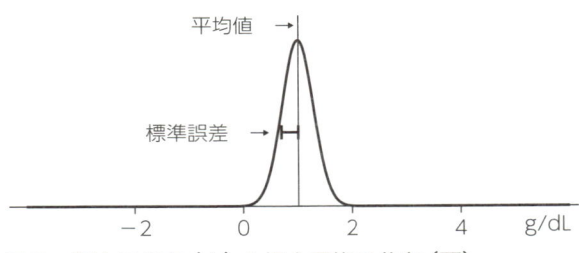

標本平均の分布

平均値 →

標準誤差 →

図5　標本の分布（上）と標本平均の分布（下）

霊　夢　そっくりだわね。そっくりということは，標本平均が正規分布するのは標本が正規分布のときだけよね？

魔理沙　実はそのような条件は不要で，**標本や母集団の分布に関係なく，標本平均の分布は正規分布となる**よ。

霊　夢　ええっ!?

魔理沙　では，正規分布からかけ離れた例でみてみよう。サイコロに細工をして，1の面を3つ，2の面を2つ，3の面を1つにしてみた。平均は1.67，標準偏差は0.75になるな。

霊　夢　**図6上**はどう見ても正規分布ではないわね。そもそも離散変数で区分が少ないし。しかも一番左が高く，左右対称でもない。

魔理沙　しかし，このサイコロを「30回振った平均値」をたくさん集めて分布図を描くと，**図6下**のようになる。

霊　夢　本当に？？

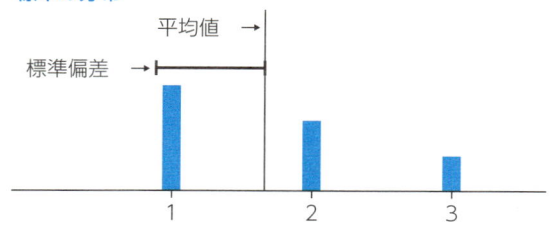

標本の分布

標準偏差 → | 平均値 →

1　　　2　　　3

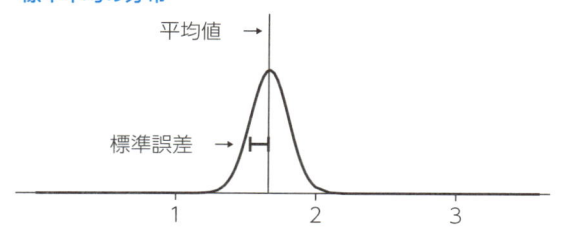

標本平均の分布

平均値 →

標準誤差 →

1　　　2　　　3

図6　標本の分布（上）と標本平均の分布（下）

魔理沙　疑うならサイコロを買ってきて試してみればいい。これを中心極限定理という。

霊　夢　サイコロ代がもったいないので，魔理沙の言うことをそのまま信じるわ。よく理解できないけど，統計の神秘が隠れているように思えてくるわ。

Advanced

　母平均の信頼区間は，サンプリングごとの標本平均＝「母平均の点推定」に基づいて計算される。そして，母集団分布や標本分布が正規分布でなくても，サンプルサイズが十分な試行を何度も繰り返した場合には標本平均の分布は正規分布に近づく。これを**中心極限定理**といい，区間推定の根拠となっている。大数の法則と並び，統計学の最重要定理の一つである。

　標本の分布が正規分布に近いほうが標本平均の正規分布への収束は速いが，本書では一律に$N \geqq 30$で中心極限定理が成立するとして説明している。

魔理沙　標本の分布によらず標本平均が正規分布に従うため，標本平均の取り扱いがとても便利になるぜ。$N \geqq 30$なら標本分布によらず95％信頼区間を「平均±標準誤差×2」で求められるし，Ｚ値やＺ検定を使う

ともできる。

 霊　夢　Ｚ値って何？

 魔理沙　今日は標本と母集団についての話をしてきた。キリがいいので，今日はここまでにしよう。Ｚ値についてはまた今度。じゃあねー。

Point

- 95％信頼区間は，同じ方法で無限回のサンプリングを行った場合に，それぞれのサンプリング結果から計算された信頼区間が母集団平均を含む確率が95％であるような区間。
- 標準偏差は標本に含まれるデータの散らばり具合の指標，母平均標準誤差は「母平均推定値の標準偏差」。
- サンプルサイズが大きくなると，標準偏差は変わらず，母平均標準誤差は小さくなる。
- $N \geq 30$ のとき，標準誤差＝標準偏差 $/\sqrt{N}$ となる。
- $N \geq 30$ のとき，95％信頼区間は平均±標準誤差×2。
- $N \geq 30$ のとき，標本平均は標本の分布にかかわらず正規分布する（中心極限定理）。

第4章
その他の大事なこと

1 Z値・Z検定

便利な指標Z値

 霊　夢　おはよう，魔理沙。こないだ話していたZ値って何？

 魔理沙　**Z値は，あるデータポイントが集団の平均からどの程度離れているかを示す指標だぜ。これは，ある値から平均値を引いたものを，標準偏差で割ることによって計算される。**個別の標本について言及する際は標準偏差で割るが，母平均について用いる際は標準平均の標準偏差，すなわち標準誤差で割る。

 霊　夢　「ある値から平均値を引いたもの」を標準偏差で割るんだ。

 魔理沙　例えば霊夢がテストで70点を取ったとしよう。そのときのクラスの平均点が50点，標準偏差が10点であれば，(70 − 50)/10 ＝ 2がZ値になる。**図1**を見ると直感的に理解できるだろう。左は正規分

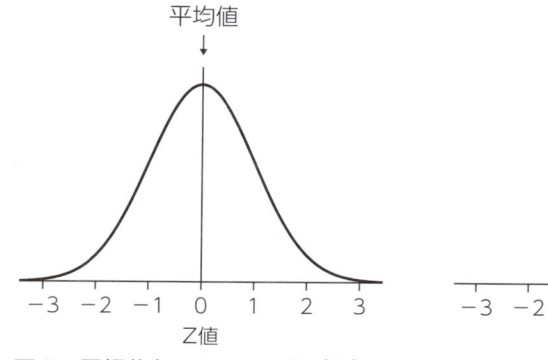
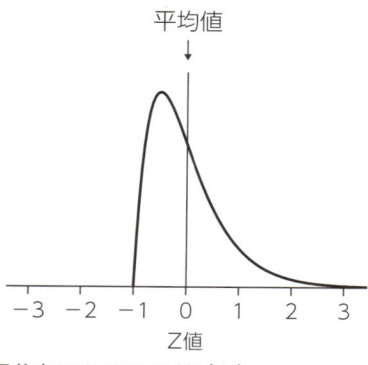

図1　正規分布におけるZ値（左），非正規分布におけるZ値（右）

布における Z 値，右は非正規分布における Z 値になる。正規分布については以前話したよな。真ん中が高い，左右対称，すそ野が広がっている，の 3 点が特徴だと（p.63）。

 霊　夢　ええ。データが正規分布していることを，「正規性がある」とも表現するのよね。

 魔理沙　よく覚えているな。正規分布をしているデータでは，平均値と標準偏差の 2 つがわかればグラフの形を表現できることも伝えたが，どんな正規分布のデータでも，Z 値に置き換えると平均値＝ 0，標準偏差＝ 1 をとる同じ形の正規分布のグラフになるんだ。こういう正規分布を**標準正規分布**という。

 霊　夢　**図 1 左**は標準正規分布にそっくりね。

 魔理沙　正規分布を標準化（平均値を引いてから，標準偏差で割ること。つまり Z 値変換）すると平均値＝ 0，標準偏差＝ 1 になるので，高さを考慮しなければ標準正規分布と完全に一致するな。**図 1 右**はもともとの分布が正規性を欠いていたが，平均値＝ 0，標準偏差＝ 1 になっているぞ。

 霊　夢　どんなときに Z 値を使うの？　もともとのデータのほうが単位が付いているなどして便利なのに。Z 値に変換することで情報量が低下するようにも思えるけど。

 魔理沙　ナイスだぜ。標本の Z 値は「標準化」して，背景や単位がバラバラな標本群を一律の基準で評価するために用いられる。

 霊　夢　つまり，単位がないことで共通化されるのね。でも，ちょっと標準化のメリットがピンとこないけれど。

 魔理沙　日本において一番有名な標準化の例は，塾や予備校の算出する偏差値だ。戦後に渋沢敬三が考えたとされている。ドラマで有名な渋沢栄一の孫だ。偏差値＝（得点－平均点）/ 標準偏差× 10 ＋ 50 で求める。つまり，偏差値＝ Z 値× 10 ＋ 50 だぜ。これにより，平均点や点数のバラつきどころか，科目も何点満点かさえも無視して，受験者集団における個人の相対的な位置を表現することができる。

第 4 章

その他の大事なこと

霊　夢　わざわざ変換しないで，Ｚ値をそのまま使えばいいのに。

 魔理沙　0を平均とするＺ値と，50を平均とする偏差値は，本質的に同じ情報をもっている。しかし，マイナスの数字や小数点を直感的に理解しにくいと思う人も多いんだ。日本人は0〜100の間の数字に慣れている。人の年齢はおおむね0〜100歳，多くのテストは100点満点，水の温度は摂氏0〜100度，100を最大とするパーセント表記もよく使われる。偏差値＝Ｚ値×10＋50の変換をすることで日本人が理解しやすい数字にすれば，偏差値を国民に受け入れてもらえると渋沢敬三は思ったのだろう。

 霊　夢　確かに0〜100の数字は日常生活でもよく使うわね。

 魔理沙　敬三の策略は見事に当たった。良くも悪くも偏差値は学歴社会の象徴となり，偏差値は日本人の人生を支配した。霊夢は将来新しい統計手法を考え出すことがあるかもしれないが，そのときは理論的な精緻性とともにわかりやすさや利便性も考慮してほしいぜ。

 霊　夢　偏差値には嫌な思い出ばかりだけれど，考えてみると便利な指標なのね。

 魔理沙　もしＺ値を見てピンとこないようなら，次の対応表でイメージしてほしい。

Z値	− 4	− 3	− 2	− 1	0	+ 1	+ 2	+ 3	+ 4
偏差値	10	20	30	40	50	60	70	80	90

 魔理沙　正規分布の仮定のもと，受験者の95％が含まれる範囲はどうなる？　ちなみに，正規分布ではデータの95％が平均値±標準偏差（SD）2個分に含まれることはもうわかっていると思うが，これは標準正規分布にも当てはまる。標準正規分布の場合，Ｚ＝1は1SD，Ｚ＝2は2SDを表しているんだ。

 霊　夢　そうすると，平均±2SDなので，偏差値30〜70に95％の受験生が含まれるのね。私は偏差値30くらいだったから，下から2.5％の

成績だったことになるわ……。

魔理沙　Z 値の＋ 4 や− 4 は，偏差値 90 や偏差値 10 と同じ程度に平均から逸脱していることになる。偏差値 10 や 90 の人は見たことがないだろう。|Z| ＞ 3.3，つまり偏差値 17 以下，83 以上になるのは 1,000 人に 1 人だ（注：|Z| は Z 値の絶対値を表す）。

霊　夢　Z 値って 1 変わるだけで結構なインパクトがあるのね。

Z 検定

霊　夢　Z 値のイメージが湧いたところで，Z 検定って何？

魔理沙　Z 検定は，母平均の点推定値が標本平均として与えられたとき，真の母平均が特定の値であることに関する検定をして P 値を計算する方法だ。

霊　夢　ちょっと難しいけど，どうやって P 値を求めるの？

魔理沙　無数の標本における標本平均が正規分布していることが前提だ。これを確認するためには母集団の正規性が確認できれば問題ないが，通常は母集団の正規性を直接確認することはできない。N が 30 以上の場合は，中心極限定理により無数の標本平均が正規分布すると考えられるので，Z 検定が可能になる。

霊　夢　よくわからないけど，N が 30 以上なら Z 検定ができると思っていいの？

魔理沙　一般的にはそれでいいよ。患者数が 30 人以上という仮定のもと，まず Z 値に対応する上側面積という概念を考える。**図 2** はいずれも平均値＝ 0，標準偏差＝ 1 の標準正規分布だ。左の図を見てほしい。正規分布の場合，Z ＝ 0 より上側，つまり右側の水色の面積は正規分布面積の何％だろうか？

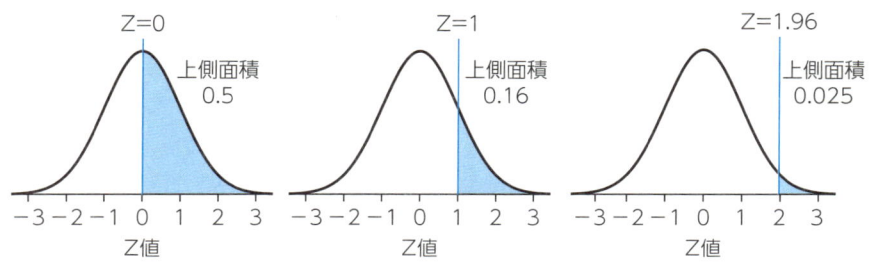

図2 平均値＝0，標準偏差＝1の標準正規分布

 霊　夢　正規分布は左右対称で，Z＝0は真ん中なので，半分，50％ね。

 魔理沙　やるじゃないか。Z＝1より上の面積は同じように16％（**図2中**），Z＝1.96より上の面積は2.5％（**図2右**）になる。

 霊　夢　でもZ＝0以外のときは，正確な面積を図から読み取るのは無理じゃない？

 魔理沙　確かに正規分布図から特定のZの上側面積を読み取るのは難しいので，**古典的には正規分布表が用いられていた**。数学の教科書の最後のページには**表1**のような一覧が掲載されていた。

 霊　夢　まさかこの正規分布表は覚えなくていいのよね。

 魔理沙　さすがにこの表の丸暗記は無理だ。この正規分布表では，**Z＝1.96で上側確率が約0.025になることが重要**だ。

 霊　夢　上側確率とP値がどう関係するんだっけ？

 魔理沙　P値は，**観察されたデータと同等かそれ以上に極端なデータが偶然得られる確率**だったね。これは，**Z値に対応する上側確率の面積**を求めていることになるんだ。それに両側検定だから，反対側を考慮して「**上側確率の2倍**」がP値になる。Z＝1.96の場合は上側確率が0.025，つまり2.5％なので，**図3左**のように2.5％×2＝5.0％，つまり0.05がPになる。

 霊　夢　これがP値なのね。

表1　正規分布表

Z	上側確率	Z	上側確率	Z	上側確率	Z	上側確率
0	0.500	1	0.159	2	0.023	（略）	
0.01	0.496	1.01	0.156	2.01	0.022		
0.02	0.492	1.02	0.154	2.02	0.022		
0.03	0.488	1.03	0.152	2.03	0.021		
（略）		（略）		（略）		3.30	0.0005
0.96	0.169	1.96	0.025	2.96	0.0015	（略）	
0.97	0.166	1.97	0.024	2.97	0.0015		
0.98	0.164	1.98	0.024	2.98	0.0014		
0.99	0.161	1.99	0.023	2.99	0.0014		

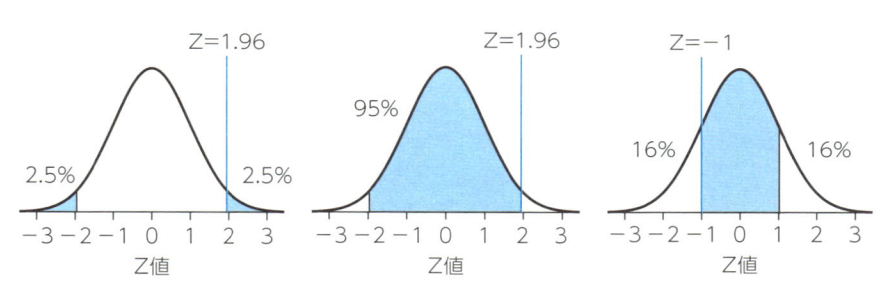

図3　Z値とP値の関係

 魔理沙　そう。そして，**95％信頼区間はZ＝±1.96に挟まれた区間の割合だ**（図3中）。両側の2.5％部分を取り除いた残りだな。「平均±標準誤差×1.96」という表現と95％という数字がセットになっていたのは，**Z値＝±1.96の範囲の面積が95％であることに対応しているんだぞ**。

 霊夢　ベルの端っこを切り落とすと95％になるんだったわね。Zが0より小さいときはどうするのかしら？

 魔理沙　図3右のように考える。Z＝−1ならその下側確率の16％を2倍してP＝0.32だね。

 霊夢　実際の測定値と対応した例を見せてほしいわ。

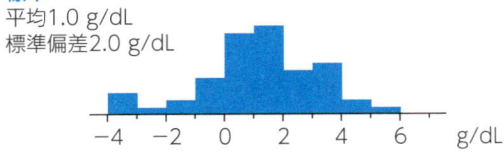

標本
平均1.0 g/dL
標準偏差2.0 g/dL

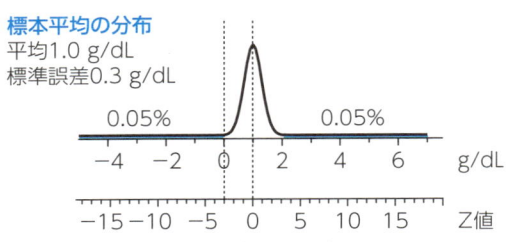

標本平均の分布
平均1.0 g/dL
標準誤差0.3 g/dL

0.05%　　　　　　0.05%

図4　鉄剤による貧血改善の分布

 魔理沙　鉄剤による貧血改善の例を検討してみよう。症例は 50 人だ。**図4上**がヘモグロビン改善値の分布で，平均 1.0 g/dL，標準偏差 2.0 g/dL になるぞ。**図4下**が標本平均の分布だ。

 霊　夢　標本平均は 1.0 g/dL ね。標本平均の分布って何だっけ？

 魔理沙　95％信頼区間のところで話したよな。「50 人のヘモグロビン改善値の平均値」を何百回と繰り返してとったときの分布だ（p.108）。50 人は N の基準の 30 を超えているから，標本平均は正規分布していると考えられる。標本平均の正規分布曲線に，先ほど習った Z 値を書き加えたのが下図だ。

 霊　夢　なるほど。Z 値はどこを見るの？

 魔理沙　検定したいヘモグロビンの改善値に対応する Z 値を見る。ここでは「ヘモグロビンの改善がない」を帰無仮説に置くので，改善値＝ 0 g/dL に対応する Z 値を見る。

 霊　夢　Z 値のスケールが窮屈で若干見にくいけど，Z ＝－ 3.3 だわね。

 魔理沙　では Z ＝－ 3.3 の下側確率を求めてくれ。左右対称なので，先ほどの正規分布表で Z ＝ 3.3 の上側確率を見ればよい。

霊　夢　0.0005 です。

 魔理沙　正規分布曲線が下に張り付いていて見にくいが，水色で塗られている 0.05％に相当するね。両側を加えて 0.1％，つまり P = 0.001 が P 値になるぞ。

 霊　夢　なるほど，Z 値がわかれば P がわかるのね。

 魔理沙　そのとおりだ。

 霊　夢　Z 値と 95％信頼区間は関係するのかしら？

 魔理沙　|Z| < 1.96 だと，95％信頼区間が「差＝0」をまたいで P ≧ 0.05 になる。|Z| > 1.96 だと，95％信頼区間が「差＝0」をまたがず P < 0.05 になる。

Advanced
「差＝0」ではなく「比＝1」でも同様に考えることができる。詳しくはオッズ比の項（p.198）で学ぶ。

 霊　夢　改めて P 値の意味が理解できた気がするわ。正規分布表を使うときは，押し入れから高校の教科書を引っ張り出すのね？

 魔理沙　霊夢はいつもパソコンを使うだろ？　Excel で求められるんだぜ。「=1-NORM.DIST(3.3, 0, 1, TRUE)」と入力してみろよ。

 霊　夢　0.0005 と計算されたわ。両側検定なので，2 倍して P = 0.001 に対応するのね。Z 値が 10 とか 20 だと，もっと小さい P になるのかしら。

 魔理沙　確かに Z = 10 だと P はとても小さくなる。ただ，P は小さければ小さいほど良いのではないと以前説明したと思う。医学論文では，0.001 より小さい P は「P < 0.001」と省略することが多い。P = 0.001 も P = 0.000000001 も臨床的にあまり変わりがないから，0.001 未満は振り切れだ。ゼロをたくさん書いてもスペースの無駄使いだ。それど

ころか P が小さいことに対して臨床的重要性が上がると勘違いする人が後を絶たないので，0.001 より小さい P はむしろ書かないほうがいいんだ。

 霊　夢　P = 0.000001 とか，小さい P を見ると嬉しいんだけど。

 魔理沙　マインドリセットして発想を変えてくれ。**|Z| ＞ 3.3 だと P ＜ 0.001 になる**。つまり Z = 3.3 で上側確率が約 0.0005 になることは P が振り切れる目安になるので，1.96 と一緒に覚えておいてほしい。

 霊　夢　この 2 つだけなら覚えられそうね。

 魔理沙　くどいかもしれんが，**Z ＝ ± 1.96 で P = 0.05 となることは極めて重要だ**。慣れてくると P 値より Z 値が気になるほどだ。

 霊　夢　魔理沙はそういうけれど，Z 値ってあまり論文で記載されてないんじゃないの？

 魔理沙　多くの論文は Z 値に対応する P 値を記載するので，Z の記載頻度は P より少ない。けれど，多くの統計手法に Z 値・Z 検定，あるいは類似の検定が使われているので，Z 値を理解できると検定手法の理解が深まるぜ。また，統計ソフトが自動的に Z 値を計算し，P 値の横に表示することが多いので，自分で解析を始めると Z 値を頻繁に見かけるようになるぞ。

　それに，Z 値は臨床医学だけでなく，科学・工業・教育など多くの分野で使われている。例えば工場で部品を作った際に，1,000 個に 1 個の逸脱を不良品と判断するなら，Z 値の閾値をいくつにすればいい？

 霊　夢　……。

 魔理沙　Z = 3.3 に対応する両側 P 値が 0.001 だったね。正規分布の仮定のもと，重さでも長さでも，|Z| ＞ 3.3 を不良品と判断すれば，1,000 個に 1 個の逸脱を判定できる。**Z 値は平均値からの逸脱具合の指標**ともいえるからな。

 霊　夢　そういえば，臨床研究って RCT みたいに 2 つの治療を比較する検定ばかりかと思っていたけれど，貧血改善の例のように比較群のな

い研究デザインもあるのね。

 魔理沙　新治療とコントロールを比較する手法もいずれ学ぶよ。しかし，まずは単群のデータの扱い方のほうが初心者にはわかりやすいぜ。

 霊　夢　コントロールって何だっけ？　ごめんね，基本的なところで。

 魔理沙　えっ？　霊夢，コントロールも知らないの？

Point

- Z値は，平均値からみて正負を考慮して標準偏差・標準誤差いくつ分離れているかの指標。
- $|Z| > 1.96$ だと，95％信頼区間が差なし（差 = 0，比 = 1）をまたがず $P < 0.05$ になる。

第4章
その他の大事なこと

2 標準治療

コントロール??

 魔理沙 （前回から続く）コントロールというのは，比較群のことだ。**基礎研究でも臨床研究でもコントロールは重要だ**。比較対照がない単群の研究では治療効果が十分に検証できないからな。

 霊　夢 比較群ってそんなに必要なの？

 魔理沙 新治療をしたら 5 年生存率が 60％だった。霊夢はこの治療を受けたいと思う？

 霊　夢 うーん。これだけでは何とも言えないわね。標準治療の生存率が 40％だったら新治療を受けたいし，標準治療の生存率が 80％だったら標準治療のままでいいわ。

 魔理沙 そうだろう。コントロールがないとデータが読めないんだ。

 霊　夢 でも手元の論文を読んでみたけど，「コントロール群」なんて記載されていないわ。

 魔理沙 「治療 vs. コントロール」のよび方にはいろいろなバリエーションがある。「新治療 vs. 標準治療」「新治療 vs. 旧治療」「治療群 vs. 無治療」「治療群 vs. プラセボ」「治療群 vs. シャム」などだ。「治療 A vs. 治療 B」のように具体的な治療名を使うこともあるぜ。

 霊　夢 たくさん用語を覚えないといけないのね。

 魔理沙 これらに共通している考え方がある。原則として，**前に書かれた治療に興味があり，後ろに書かれた治療は比較対照，つまりコントロー**

ルなんだ。RCT で治療を比較する研究は，従来の治療を新しい治療を比較するんだけど，新しい治療を前に書く。

霊　夢　前と後ろと逆にしちゃいそうだわ。

魔理沙　比較するんだから割り算や引き算をするよね。新治療の 5 年生存率が 60％，標準治療の 5 年生存率が 40％とする。生存率差なら 60％－ 40％＝ 20％，生存率が何倍かを考えるなら 60％/40％＝ 1.5 倍になる。この数字をよく見ると，新治療の 60％が前，標準治療の 40％が後ろになっている。ここからイメージすると前後関係が覚えられるね。

霊　夢　標準治療っていう言葉がピンとこないんだけど。

魔理沙　標準治療というのは，その時点でガイドラインなどに載っている最善の治療を指す。

霊　夢　標準というと並盛みたいで，大盛や特盛，特上とかに負けそうね。

魔理沙　言いたいことはわかるが，標準は最善なんだぜ。世界中の人が受けているデフォルトの標準治療は，基本的に最新最善の治療であるということだ。パソコンだって，普通に買い替えていれば最新版の OS が入っている。言ってみれば，最新版の OS が標準的なんだ。標準治療が最新治療・最善治療ということは，多くの患者が当然のように最新治療を受けているということだぜ。RCT で比較される新治療は，標準治療＝最善治療よりさらに良い成績を目指す治療だ。「新治療 vs. 標準治療」の主たる興味は新治療にあり，標準治療は負けを期待された噛ませ犬ともいえる。

霊　夢　最善治療なのに負けを期待されるって，かわいそうね。

魔理沙　新治療や新薬を開発しようとすると，自然とそうなってしまう。タイトルホルダーとの直接対決でタイトルを継承する将棋やボクシングのように，臨床試験で標準治療に勝つと新たな標準治療となり，旧標準治療は標準治療の座を失う。

第
4
章

その他の大事なこと

霊　夢　**標準治療は，その時点のチャンピオン，タイトルホルダーなの**ね。

 魔理沙　それから「治療群 vs. 無治療」は，いままで治療をしていなかった病気に治療を試みる研究になるな。プラセボは薬効のない薬だ。空のカプセルがわかりやすい。**人は薬を飲んだという安心感から治療効果を認識してしまうので，比較群にプラセボを飲んでもらい心理的効果を相殺する必要があるからな。**

 霊　夢　患者さんをだますような，空のカプセルを飲ませる必要が本当にあるのかしら？

 魔理沙　人は薬を飲んだっていう満足感だけで元気になっちゃうんだよ。「病は気から」っていうだろう。

 霊　夢　そんな満足感だけで元気になるなんて，子どもだましの「いたいのいたいの，飛んでけー」みたいなものじゃない？

 魔理沙　子どもだましに見えるかもしれないけど，実際にプラセボには効果があるんだ。整腸薬の効果の半分はプラセボ効果だって話もあるからね。畏敬の念を抱いている医療従事者から薬をもらうと，気分だけで効果が出るんだね。

 霊　夢　インチキシャーマンみたいで違和感があるけど，そんなものなのね。シャムっていうのは何？

 魔理沙　**シャムは内視鏡治療や侵襲的治療で使う，治療しない介入**のことだよ。例えば内視鏡で胃を治療する RCT の場合，治療群には内視鏡治療をして，無治療群には何もしないと，治療群の患者さんは安心感から元気になっちゃうだろ。シャム群は内視鏡で観察だけして，治療はしないんだ。そうすると，患者さんは自分が治療されたかどうかわからなくなるから，両群の公平性が保たれる。皮下注射で実薬の代わりに生理食塩液を打つこともある。

 霊　夢　プラセボと同じ考え方ね。

 魔理沙　そう，患者さんの盲検化さ。**盲検化ってのは治療内容を「見えなく」すること**。目の不自由な人への配慮から「マスキング」という言葉を好む人もいるけど，盲検化（blinding）という言葉を使うことが多いね。

霊　夢　「治療A vs. 治療B」も，治療Aが期待のエースってわけ？

 魔理沙　そういう場合が多いね。でも，たまにはどちらも新しい治療法で，標準的なものじゃないこともある。

標準治療の決め方

 霊　夢　比較する場合，どっちかが標準治療でなきゃいけないのかしら？

 魔理沙　絶対じゃないけど，普通は片方が標準治療だな。標準治療がまだ確立されていない場合は，無治療が事実上の標準治療になることもある。

 霊　夢　でも，新しい治療法が2つ同時に出てきたら，それらを直接比べてみたいと思うわ。

 魔理沙　その考えもわかるけどな。

 霊　夢　もし新しい治療法が2つあったら，どっちがいいか直接比べてみたいよね。

 魔理沙　気持ちはわかるけどね。そうだなぁ。霊夢の家では，元旦には何を食べるんだい？

 霊　夢　おせち料理よ。うちではずっと祖父母の代から，元旦はおせち料理って決まってるの。

 魔理沙　霊夢はおせち料理，好きなのか？

 霊　夢　別に好きってわけじゃないけど，日本の伝統だと思うと何だか風情を感じるわ。

 魔理沙　元旦におせち以外のものを食べたいと思ったことはないのか？

125

霊　夢　実は，毎年そう思ってるの……。おせちって，もともとは料理をしないで済むようにという保存食だったじゃない。でも，味が濃いのが苦手で。いまの時代，家には冷蔵庫があるのに，わざわざ味の濃い保存食を食べるなんてバカバカしいじゃない。もしできるなら，元旦にはイタリアンやフレンチを楽しみたいわ。ただ，食いしん坊の弟が言い張るから，おせちをやめるわけにはいかないのよね。

 魔理沙　来年はどうだろう，2種類のメニューを用意して，弟さんに食べ比べをしてもらうのは。おせちよりもいい選択が見つかるかもしれないぜ。

 霊　夢　新春の食べ比べ大会ね，何だか楽しそう。

 魔理沙　じゃあ，来年はイタリアン対フレンチだな。

 霊　夢　あはは，それは盛り上がりそうね……。でも，やっぱりダメかも。

 魔理沙　どうしてだ？

 霊　夢　イタリアン対フレンチで，どっちが勝っても，おせちとの比較ができないから。例えば「1位がおせち，2位がフレンチ，3位がイタリアン」が真実とした場合，フレンチがイタリアンに勝っても，おせちには負けてるってことになるわ。

 魔理沙　それじゃあ，どうすればいいんだ？

 霊　夢　一つの方法としては，元旦におせち，イタリアン，フレンチの3つを用意して，同時に比較することね。

 魔理沙　面白い案だけど，朝から3種類も料理を食べたら胃がもたれそうだな。一度に比較できるのは原則として2つまでだよ。

 霊　夢　それなら，来年の正月はおせち対イタリアンにしましょう。再来年は，その勝者とフレンチの優勝決定戦ね。弟の好みを考えると，イタリアンがおせちを上回り，その後でフレンチが優勝するかもしれないわね。

 魔理沙　ブラボー。霊夢の説明は，標準治療との比較試験の本質をよく説明している。祖父母の頃からの伝統で，霊夢の家庭はおせちが標準治

療なんだ。標準治療とは，その時点での最善治療。**標準治療を入れ替えるためには，標準治療との直接対決で勝たないといけない。標準治療の入れ替え戦だ**。イタリアンがおせちに勝ったらイタリアンが標準治療となり，翌年はイタリアン vs. フレンチになる。頭の中にトーナメント表を思い浮かべられるかな。

 霊　夢　こんな感じかしら。

再来年	フレンチがイタリアンに替わり標準治療になる➡
来年	イタリアンがおせちに替わり標準治療になる➡
現在	ここではおせちが標準治療➡

おせち　イタリアン　フレンチ

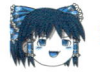 霊　夢　実際の医療でもトーナメント表があるのかしら？

 魔理沙　あるよ。それぞれの疾患の専門家は，頭の中に治療の歴史を刻んでいる。下のトーナメント表は，ある固形がんの抗がん薬治療の歴史だぜ。勝者に次の挑戦者が当たっていくパラマス形式のトーナメント表だ。これを解釈できるかな。

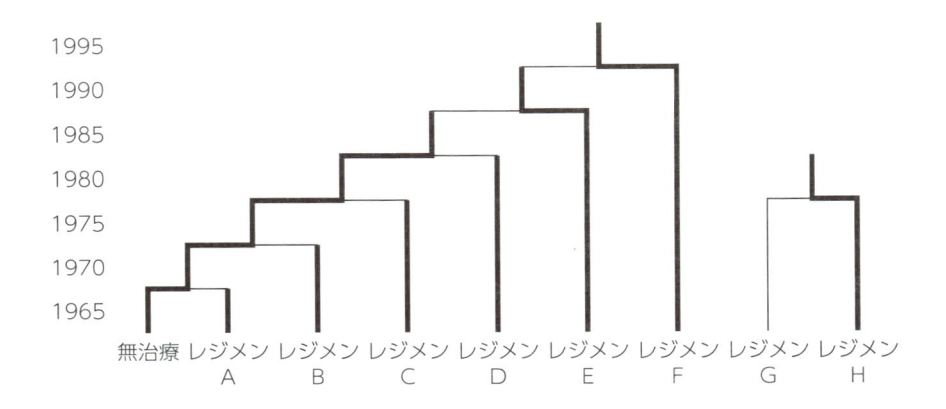

霊　夢　えーと，1965 年に初めての治療レジメン A が無治療と比較されたけど，有効性が認められなかった。その後，レジメン B・C・D も次々と臨床試験がされたが，全部無治療に勝てなかったみたい。多くの患者さんが臨床試験に協力してくれたのに，悲しい歴史ね。

 魔理沙　前世紀の固形がんに対する抗がん薬治療は連戦連敗，死屍累々だ。新薬を信じてランダム化のくじ引きに身を任せた多くの患者さんは，新薬の御利益を得られなかった。学生時代に解剖学の実習をした解剖実習室の壁には，「屍は師である」とギリシャ語で刻まれていた。解剖学だけでなく，臨床医学もまた屍の上に築かれている。

 霊　夢　そして，1990 年になってようやくレジメン E が治療なしを上回って，標準治療として認められたのね。でも，その 5 年後には，新しい薬剤 F が E の代わりに標準治療になってるわ。

 魔理沙　1990 年以降は治療法の発展がぐんと加速したってわけだ。

 霊　夢　ねえ，実際の医学史って，こんなにきれいにトーナメント表が作れるものなの？

 魔理沙　実際のところは，もっとごちゃごちゃしてる。臨床試験を設計して，倫理委員会の承認を得て，患者を集めて，数年間観察するんだから，全部で 5〜10 年はかかるんだ。E と比べるための F1 と F2 の試験が行われて，両方とも E を上回れば，F1 も F2 も標準治療になってしまう。

 霊　夢　次に何を標準治療として選ぶか，迷ってしまいそうね。

 魔理沙　そうなんだ。標準治療の選択肢が複数あると，結果として治療法が乱立しちゃうんだ。

 霊　夢　非劣性試験はどうなるの？

 魔理沙　非劣性試験は，基本的には標準治療のオプションを増やすことを目指しているんだ。

 霊　夢　最善治療である標準治療は，いっぱいあるんだね。

魔理沙　そんなことも多いね。さらに病気の重症度や年齢，併用治療の
サブグループなどがあって，結構複雑な話になる。

 霊　夢　あれ？　よく見たら，1980 年にレジメン G と H を比べる試験
があったわ。H が勝ってるけど，G が標準治療じゃないから，H が標準に
なるわけじゃないよね？

 魔理沙　鋭いな。**標準治療の系譜から外れた比較で勝っても，標準には
なれないんだ**。

 霊　夢　どうしてそんな試験をするの？

 魔理沙　標準治療に勝つ見込みが薄いときに，新治療同士の比較や，新
規薬剤の用量の違いを比較することがあるんだ。「RCT で勝った」という
触れ込みで売り出せるからね。

 霊　夢　それって意味あるのかな？

 魔理沙　霊夢の疑問はもっともだよ。みんなが世界最強を目指して戦っ
ているのに，自分たちのローカル大会の優勝を自慢しているようなもん
だ。実際，1980 年の H は G には勝ったけど，その後の E や F の試験で
は相手にされていない。

 霊　夢　G 対 H，ちょっと残念な試験だったんだね。

 魔理沙　さて，統計学特有の抽象的な話はここまでにして，もう少し具
体的な統計手法の話に移ろうか。

 霊　夢　もう頭がパンクしそう……。

 魔理沙　**各論では逆にわかりやすくなるはずだよ**。データの型さえわか
れば，どの解析を使うべきかは自然とわかってくる。極端な話，変数を
統計ソフトに入力してコピペすれば P 値が出てくる。20 個か 30 個の解
析方法を覚えれば，多くの論文が何となく理解できるようになる。霊夢
も P 値や 95％信頼区間はしっかり理解しているから，これからの学習も
進むはずだ。

霊　夢　統計手法って何十個もあるの？　それを全部覚えないといけないの？

魔理沙　統計手法をたくさん知っているほうが，いろいろな研究に対応できるからね。初心者お勧めパックとして 30 個くらい準備しているから，とりあえずこれをマスターしよう。これらの解析は多くの統計ソフトに入っているぞ。

霊　夢　ちょっと待って！　統計ソフトで悩んでたの。高価なソフトが多いから，どれを選んだらいいか迷っていたのよ。

Point

- 標準治療とは，その時点での最善治療。
- 標準治療を入れ替えるためには，標準治療との直接対決で勝つことが原則。
- 30 個の解析手法を覚えることが各論の目標。

3　統計ソフト

お勧めの統計ソフト

魔理沙　（前回から続く）統計ソフトはみんな悩むんだよね。統計の学習は，本で読むだけではなく，統計ソフトを実際に動かすことで理解が進み，記憶に残りやすくなる。座学だけでは自動車の運転をマスターできないように，本を読んだり話を聞いたりするだけではなかなか統計をマスターできない。各論ではぜひ統計ソフトに数字を入れて，P値を計算しながら学習してほしいぜ。

霊　夢　Nが多いと，練習用に数字を打ち込むの大変じゃない？

魔理沙　場合によっては入力が面倒くさく感じられるかもしれないが，サンプル数を小さくして適当な数字を入れて解析してみるだけでも，学習の理解度が大幅に変わる。手元に必ず統計ソフトを用意してほしいな。

霊　夢　どのソフトを使えばいいの？

魔理沙　初学者が使いやすい代表的なソフトは次のソフトかな。

- ・GraphPad Prism：論文での使用頻度が高く，図が美しい。新しいバージョンは日本語対応しており，多変量解析も可能になった。
- ・Easy R（EZR）：世界的に使われているソフト「R」の簡易版で，自治医科大学の医師が作った医療従事者向けのR。
- ・BellCurve-エクセル統計：シェアは低いが，使いやすく，筆者が個人的に愛用している。Excelに入力したデータがそのまま解析できる。「エ

クセル統計」という名の別の本やソフトもあるので気をつけること。

・Microsoft Excel：とても普及しており，多くの PC に購入時から入っている。主要統計解析の大半をカバーしているとは言いにくいが，多くの人が想像しているよりさまざまな解析が可能である。データの整理にも有用。

・Review Manager（RevMan）：メタアナリシス専用のソフト。論文に使われているメタアナリシスの半数以上は RevMan を使っている。2023 年春からダウンロード版がなくなり，オンライン版に移行した。

 霊　夢　統計解析って，プログラムを書くイメージがあるわ。

 魔理沙　そのようなソフトもたくさんある。スクリプト（短いプログラム。コードともいう）を必要とするソフトの代表は R だが，R は解析の種類が多くて無料で，中級者以上に人気だ。しかし，統計の学習とスクリプトの学習を同時に進める必要があり，スクリプトに慣れていない初学者の挫折率が高い印象があるから注意だな。

 霊　夢　プログラムって嫌だわ。あの真っ黒い画面を見ていると発狂しそうになるの……。

 魔理沙　実際多くの人が発狂してきたぜ。はじめに使う統計ソフトはスクリプト不要なソフトがいいだろう。

 霊　夢　ぜひともそうするわ。

 魔理沙　その他，機関購入が前提と思われる高額なソフトを研究機関が契約している場合もあるので，職場の同僚や先輩にも尋ねてほしい。統計ソフトは初歩の初歩，それこそ統計学以前のデータの読み込み作業などでつまずくことも多いので，身近に同じソフトを使っている人がいるととても心強い。

 霊　夢　私の勤めている病院では職員の研究なんて応援してくれないから，統計ソフトの機関購入はないわ。それに，近くにちょうどいい先輩もいないのよ。どれか 1 つ，初心者向けのソフトを教えてくれない？

魔理沙　予算が厳しければ EZR，数万円準備できるなら BellCurve- エクセル統計がいいぞ。解析を覚えて論文を書くようになったら，作図用にGraphPad Prism を追加購入するといい。

 霊　夢　各論が始まる前に，自分に向いた統計ソフトを探してみるわ。統計ソフトはいろいろあるけど，ソフトによってデータの入力の仕方とか違うのかしら？

Point

- はじめに使う統計ソフトは，スクリプト（プログラム）が不要なソフトが勧められる。
- 身近に同じソフトを使っている人がいるととても心強い。
- 迷ったら次のソフト：予算がなければ EZR，数万円あれば BellCurve- エクセル統計，論文作図なら GraphPad Prism。

4 データ入力形式

集計表形式とリスト形式の使い分け

 魔理沙 （前回から続く）データの入力形式・表示形式はどの統計ソフトを使っても基本的に同じだぜ。詳しくは各論で説明するが，解析手法ごとに必要なデータが決まっているからな。

 霊　夢 じゃあ，解析手法を理解していれば，どのソフトでも同じ結果が出るのね。

 魔理沙 統計手法によっては細かい設定が異なることもあるが，とりあえずは**どのソフトでも同じデータを使って，同じ解析結果が出ると理解してほしい**。統計ソフトによって解析結果が大きく異なるようだと問題だろう。

 霊　夢 いわれてみればそのとおりね。

 魔理沙 統計ソフトの選択は医療従事者にとっての電子カルテ選択のようなものだ。電子カルテによって入力のしやすさや好みもあるだろうけど，処方箋や退院サマリーの基本的な書き方は決まっている。処方箋や退院サマリーのフォーマットをマスターしていれば，転勤して電子カルテが変更になっても対応できる。

 霊　夢 **個別の統計ソフトの扱い方より，まずは統計手法の本質的理解が大切なのね。**

 魔理沙 それに，基本的な統計手法は，どの統計ソフトを使ってもデータをコピペ入力して解析手法を指定するだけだ。

 霊　夢 データ形式はどのように考えるの？

魔理沙　データの提示方法には**集計表形式**と**リスト形式**がある。名義変数で見てみよう（変数の種類については p.46 参照）。早期脳腫瘍手術試験の患者背景の登録地は次のようになっていた（p.17）。これが集計表形式だ。

	手術	経過観察
米国	80	89
カナダ	26	31
日本	34	40

 魔理沙　この表をリスト形式に直すと次のようになる。リスト形式というのは，300 人の全患者を列挙するんだ。

患者番号	治療	登録地
1	手術	米国
2	手術	カナダ
3	経過観察	カナダ
（略）		
298	経過観察	日本
299	手術	カナダ
300	経過観察	日本

 霊　夢　集計表形式はコンパクトだけど，リスト形式は随分と縦長の表になるのね。

 魔理沙　いいところに気がついたな。**集計表の形式を「ワイド形式」，リスト形式を「ロング形式」とよぶことがあるぜ。**

 霊　夢　確かにリスト形式は縦にロングだわ。集計表形式のほうが横にワイドとは言いにくいけど，縦に短いので相対的にワイドに見えなくもないわね。データはどちらの形式でもいいの？

 魔理沙　**リスト形式と集計表形式は同じ情報をもっているので，原則いつでも変換することができる。** ここは重要な点だ。

 霊　夢　名義変数じゃなく順序変数もリスト形式と集計表形式の両方に使えるの？

第 4 章　その他の大事なこと

魔理沙 もちろんだ。次の表は CRP のカテゴリー別の人数だ。これは集計表形式だな。これをリスト形式に書き換えてほしい。

CRP	人数
(−)	6
(±)	3
(+)	2
(++)	0
(+++)	1

 霊　夢 うーん，下の表の左側のように，全患者のデータを列挙すればいいのかしら。でも疑問があるんだけど，統計ソフトは「CRP：(−)，(±)，(+)，(++)，(+++)」の順序を理解できるのかしら？

 魔理沙 それは無理だ。集計時点では「CRP：(−)，(±)，(+)，(++)，(+++)」でも問題ないが，**解析前に統計ソフトが順序を理解できる数字に置き換えてあげる必要があるな。**数字の割り当ては自由だが，非負整数か自然数を振るのが素直だろう。表の置き換え 1 のように，CRP を (−) ＝ 0，(±) ＝ 1，(+) ＝ 2，(++) ＝ 3，(+++) ＝ 4，の要領で変換することになるぜ。

患者番号	CRP	CRP 置き換え 1	CRP 置き換え 2	CRP 置き換え 3
1	(−)	0	0	− 10
2	(−)	0	0	− 10
3	(−)	0	0	− 10
4	(−)	0	0	− 10
5	(−)	0	0	− 10
6	(−)	0	0	− 10
7	(±)	1	0.5	200
8	(±)	1	0.5	200
9	(±)	1	0.5	200
10	(+)	2	1	625
11	(+)	2	1	625
12	(+++)	4	3	99,999

霊　夢　置き換え2のように，＋の数を意識して，（−）＝ 0，（±）＝ 0.5，（＋）＝ 1，（＋＋）＝ 2，（＋＋＋）＝ 3としたいけど，これでもいいの？

魔理沙　少数でも何でも，**順序が保たれている限り使いたい数字を使って大丈夫だ**。置き換え3のような数字でも，統計ソフトは問題なく解析してくれる。まあ，こういう突拍子もない数字を使うと後で読む人がわかりにくくなるから，お勧めしないけど。

霊　夢　順序が保たれていれば統計ソフト的に数字は何でもいいのね。ところで論文掲載や学会発表を考えた場合，二値・名義・順序・量的変数はすべてリスト形式でも集計表形式でも提示できるのか気になるわ。

魔理沙　**すべての変数型はリスト形式でも集計表形式でも提示できる。ただし，変数によりどちらが好まれるかほぼ決まっている**。例えば，区分が少ない**二値変数は集計表形式が好まれる**。下の表を見てほしい。左の2×2クロス集計表を右のようにリスト形式で示すことも可能だが，Nが多いと煩雑になってしまう。

	生存	死亡
新治療	1	4
標準治療	3	3

患者番号	治療	アウトカム
1	新治療	生存
2	新治療	死亡
3	新治療	死亡
4	新治療	死亡
5	新治療	死亡
6	標準治療	生存
7	標準治療	生存
8	標準治療	生存
9	標準治療	死亡
10	標準治療	死亡
11	標準治療	死亡

魔理沙　また，量的変数はほぼリスト形式が選ばれるな。有効数字がたくさんあると区分数≒Nになるので，集計表を作っても紙面スペースの削減にならないからな（**図1**）。

霊　夢　階級別の表形式はどうかしら。スペースも大幅に節減できるわ。

第4章　その他の大事なこと

リスト形式			集計表形式			階級別表形式（順序変数）	
患者番号	年齢		年齢	人数		年齢	人数
1	60		60	1		50代	1
2	81		81	1		60代	2
3	72		72	1		70代	1
4	89		89	2		80代	3
5	55		55	1			
6	63		63	1			
7	89						

〔1区分しか減らない〕

量的変数では89のように数字が重複しない限り，数字ごとに区分が分かれるため，集計表形式にしてもスペースがほとんど減らない。

図1　量的変数はリスト形式で表すことが一般的

 魔理沙　場合によっては使えるかもな。でも，これだと順序変数になってしまうぜ。

 霊　夢　名義変数はどうかしら？　「山田太郎」「鈴木次郎」「佐々木三郎」のような患者名は名義変数よね。同姓同名はまれだから区分数≒Ｎとなって区分数が多いので，きっとリスト形式よね？

 魔理沙　患者名が解析対象になることはないだろう。患者ごとの名義変数が解析されるとしたら，患者背景としての登録国ごとや治療アームごとなどかな。国数も数十もあると解析しにくいので，欧州・アジアなど適当に区切って区分が 10 以下にされることが多いぜ。臨床統計解析では，名義変数で区分が 10 以上を扱うことはほとんどない。というわけで，==名義変数は集計表でコンパクトにまとめよう。==

 霊　夢　順序変数はリスト形式と集計表形式のどちらがいいのかな？

 魔理沙　==本来的な順序変数であれば，グループ分けなら集計表形式が基本だね。一方，量的変数を順序変数として解析する場合にはリスト形式を使うことが多い。==ここまでを次の表にまとめておこう。

単変量解析	二値変数	名義変数	順序変数	量的変数
集計表形式	◎	◎	○	△
リスト形式	△	△	○	◎

霊　夢　集計表形式とリスト形式の使い分けは難しいのね。

魔理沙　無理やり覚えるというよりは，使っているうちに自然と身につくから考え過ぎなくていいよ。それから，**データを集計するときはリスト形式でデータを集める。解析を行うタイミングで必要なデータを切り出して，集計表形式かリスト形式で統計ソフトに入力することになる。**早期脳腫瘍手術試験の患者背景でみた Excel シートのようなリスト形式のデータシートがまず作られるんだね（p.43）。

　それから，集計表は変数が1つか2つの場合は威力を発揮するけど，**変数が3つ以上になると，名義変数や順序変数でもプレゼンが難しくなるのでほとんど使われない。**ここで言っている変数が3つとは，さっき登録地で見たような3つ（米国，カナダ，日本）とは違うぜ。これは3つの区分からなる「登録地」という1つの名義変数だ。そうではなく，下の表のように変数が3つ（年齢，治療内容，転帰）以上ある場合のことだ。

霊　夢　そっ，そうなんだ。変数が3つでダメなの？

魔理沙　紙面は2次元だから，3変数はまとめにくいんだ。

		生存	死亡
非高齢者	新治療	10	7
	標準治療	15	11
前期高齢者	新治療	22	25
	標準治療	24	25
後期高齢者	新治療	18	24
	標準治療	15	21

コクラン・マンテル・ヘンツェル検定のように3変数を集計表にすることもあるが，3変数集計表の利用頻度はかなり低い。

第4章
その他の大事なこと

魔理沙　それから**多変量解析も変数が3つ以上になるので，変数形式に かかわらずリスト形式がデフォルト**だね。

多変量解析	二値変数	名義変数	順序変数	量的変数
集計表形式	×	×	×	×
リスト形式	◎	◎	◎	◎

 霊　夢　場合分けがたくさんあって混乱するわ。

 魔理沙　要点を下にまとめておくぜ。

Point

- データの提示法には集計表形式とリスト形式がある。
- データを集める段階ではリスト形式を使って多くの変数を集め，解析時に必要なデータを切り出し，集計表形式またはリスト形式で用いる。
- リスト形式は行数＝患者数になるので表が縦長になる一方，上手に集計表形式を用いるとデータがコンパクトになる。
- 集計表形式が好まれるのは変数が1つまたは2つまでで，二値変数・名義変数・区分が10以下の順序変数・10種類以下の名義変数の組み合わせの場合である。
- リスト形式と集計表形式は同じ情報をもっているので，原則いつでも変換することができる。
- 臨床統計解析は，リスト／集計表形式のデータをコピペして解析手法を選択するだけであり，どの統計ソフトを使っても大差ない。

5　Excel による解析初歩

Excelの基本演算子

 霊　夢　（前回から続く）私の PC にも Microsoft Office の Excel が入っているけど，Excel での統計解析はどうすればいいの？　新しく統計ソフトを買う前に，少し練習してみたいのよ。

 魔理沙　基本演算は「=(1+2)-3*4/5^.6」の要領で入力すれば結果が出るぜ。**全部半角で入力すること**。掛け算はアスタリスク「*」，割り算はスラッシュ「/」で分数を 1 行に詰め込んでいるイメージ，べき乗（累乗）はキーボードの右上にある「^」を使う。1 以下の小数は 1 の位を省略することがある。つまり，「0.123」は「.123」と書かれることがある。**平方根の $\sqrt{}$ は使用頻度が高いけど，0.5 乗と同じなので，「=100^0.5」とすると $\sqrt{100}$ と同じ計算結果の 10 が表示される**。上の「5^.6」だと 5 の 0.6 乗ということになるな。

 霊　夢　基本演算以外はどうすればいいの？

 魔理沙　各セルに**「=関数（引数）」**の形で入力すると結果が計算されるぜ。

 霊　夢　引数？

 魔理沙　引数とは，**演算とか関数を使うときに「引き渡す」データ**のことだ。直接データを入力する方法と，セルを参照する方法とがある。「セル」とは Excel の 1 マス 1 マスのことで，「列＋行」で指定するぜ。「列」は縦に並ぶ一連のデータで，「行」は横に並ぶ一連のデータだ。例えば**表 1** で，81 と書かれたセルは「B3」の要領で指定する。データは全デー

表1　Excel画面

◢	A	B	C	D	E	F
1	患者ID	年齢	BMI	性別		=(60+81+72+89+55)/5
2	1	60	30.8	男		=average(60,81,72,89,55)
3	2	81	20.0	女		=average(B2,B3,B4,B5,B6)
4	3	72	29.9	女		=average(B2:B6)
5	4	89	27.0	男		=average(B2:B301)
6	5	55	25.5	男		
(略)						
301	300	50	20.1	男		

タを列挙するリスト形式と，クロス集計表のように集計した集計表形式
があるよな。Excelではリスト形式でデータを入力し，列ごとに年齢・
性別などの項目を指定し，行ごとに患者データをまとめることが基本だ。

霊　夢　それで，引数はどう使うの？

魔理沙　ID1〜6までの患者の平均年齢を計算するには，患者の各年齢を
引数として引き渡す必要がある。数字やセル番号を引数として関数の中
に記載するんだ。

霊　夢　具体例を見せて。

魔理沙　ID5までの患者の平均年齢を計算してみよう。好きなセルに
「=(60+81+72+89+55)/5」と入力してもよいが，関数averageを使っ
て「=average(60,81,72,89,55)」としても同じ結果が出る。セル指定で
「=average(B2,B3,B4,B5,B6)」としてもよいし，一連のセルをまとめて
範囲指定する場合は，コロン「:」を使って「=average(B2:B6)」とするの
が簡便だ。データが300行あってもコロンを使えば入力も簡単だ。この
例だと，F1からF4までは同じ計算結果になる。「=average(」まで入力
すると，引数の説明書きが出るので，指定したいセルをドラッグ指定す
ることもできる。

霊　夢　引数には指定方法があるのね。

Excel の基本関数

 霊　夢　平均以外にもいろいろ計算できるのかしら。

 魔理沙　臨床研究でよく使う Excel 関数には次のようなものがある。

・average　平均	・var　分散
・median　中央値	・norm.dist　正規分布で Z 値に対応する P 値
・sum　合計	・norm.inv　正規分布で P 値に対応する Z 値
・min　最小値	・correl　ピアソンの積率相関係数
・max　最大値	・log　対数
・percentile　パーセンタイル	・ln　自然底対数
・round　四捨五入	・exp　自然底指数関数
・rank.avg　順位	・countif　指定されたデータを数える
・stdev.p　母集団標準偏差	・if　条件判断で分岐
・stdev.s　標本標準偏差	

 霊　夢　これらの関数を使った解析例を見せてほしいわ。

 魔理沙　例えば集計表を整理するときに，**表 2** のようにまとめることができる。302〜305 行目のようにデータをまとめると，論文の Table 1 が出来上がる。これを手作業で男性の人数を数えたりしていると，日が暮れてしまう。基本関数 20 個くらいを知っているだけで Excel がとても便利になり，作業効率が劇的に上がる。

 霊　夢　Excel は工夫次第でとても便利なのね。

 魔理沙　いま挙げた関数だけでも相当な解析ができるぜ。Excel を使ってデータ入力する頻度が高いから，空いているセルにササっと演算や関数を入力して計算できるとかなり便利だ。それと，Excel で使われる演算子の使い方や引数の考え方はプログラムにも通じるところがあるので，学んでおいて損はない。というか，この程度の演算が理解できない場合は，スクリプトを使う統計ソフトを断念したほうがよい。

表2 Excel 画面

◢	A	B	C	D
1	患者ID	年齢		性別
2	1	60		男
3	2	81		女
4	3	72		女
5	4	89		男
6	5	55		男
(略)				
301	300	50		男
302	平均	=average(B2:B301)	男	=countif(D2:D301," 男 ")
303	中央値	=median(B2:B301)	女	=countif(D2:D301," 女 ")
304	IQR1	=percentile(B2:B301,0.25)	合計	=D302+D303
305	IQR3	=percentile(B2:B301,0.75)	男性割合	=round(D302/D$304*100,1)&"% "
	標準偏差	=stdev.p(B2:B301)	女性割合	=round(D303/D$304*100,1)&"% "

・IQR：四分位範囲（p.79参照）。
・パーセンタイル（percentile）は，データを小さい順に並べたとき，小さいほうから数えて任意の%に位置する値を指す。したがって，25パーセンタイルは第1四分位（IQR1），50パーセンタイルはIQR2かつ中央値，75パーセンタイルはIQR3となる。

 霊　夢　今日の魔理沙は厳しいのね。私には無理だわ。Excel は職場の事務に指定される書類をいわゆる「紙（神）エクセル」として使うだけだったから。

 魔理沙　Excel が泣いているよ。スクリプト（プログラム）作成にはセンスや慣れのようなものがある。苦手な人が無理をして手を出す必要はないぞ。医療従事者の大半はスクリプトが書けない。そんな教育を受けていないから当然だ。そして，スクリプトが書けない人がたくさんいるから，データをコピペして，解析を選択するだけの簡単な統計ソフトがたくさん作られているんだ。

 霊　夢　では，プログラムができなくても臨床統計を諦める必要はないのね。

魔理沙　まったくない。自分に合ったスタイルで解析を学んで，勉強を続けてほしいな。

Point

- Excel の基本演算や基本関数を使えると便利である。
- Excel の基本演算や基本関数が理解できない場合，スクリプトを必要とする統計ソフトは断念したほうがよい。

第4章

その他の大事なこと

6　生成AIによるコード作成

生成AIを使いこなすべし

 霊　夢　（前回から続く）Excelでいろいろできるようになったら，私もRを使いこなせるようになるかな？　何だかめちゃくちゃ難しそうなんだけど。

 魔理沙　最近だと，ChatGPTみたいな生成AIがめっちゃ進化してるから，私が説明するような検定のスクリプトくらいはChatGPTがサクッと書いてくれるんだ。**生成AIの助けを借りてRでデータ分析するのがもはや定石みたいになってきてるぜ**。プログラマーの大半が失業するのではないかともいわれている。

 霊　夢　生成AI，便利そうね。慣れてきたら，その生成AIを参考にしつつRを使いこなしてみたいな。

 魔理沙　そうそう，ChatGPT 4.0を使って入力例とか返答例を試してみるといい。スクリプト作成でめちゃくちゃ助かるからな。もしChatGPTの答えに何か不満があったら，ちゃんと指摘すれば修正の提案もしてくれるんだ。まるで，本当に人間のプログラマーとチャットしているみたいに感じられるぜ。

> **あなた**：治療有生存人数が20人，治療有死亡人数が30人，無治療生存人数が40人，無治療死亡人数が50人です。クロス集計表を作成し，オッズ比を求めるRのスクリプトを教えてください。

ChatGPT ver4.0：治療群と無治療群の生存状況に基づいてクロス集計表を作成し，オッズ比を計算する R スクリプトは以下のようになります。まず，クロス集計表を作成し，その後オッズ比を計算します。

```
# データの作成
data <- matrix(c(20, 30, 40, 50), nrow = 2, byrow = TRUE)
rownames(data) <- c(" 治療有 ", " 無治療 ")
colnames(data) <- c(" 生存 ", " 死亡 ")

# クロス集計表の表示
print(" クロス集計表 :")
print(data)

# オッズ比の計算
odds_ratio <- (data[1,1] / data[1,2]) / (data[2,1] / data[2,2])
print(" オッズ比 :")
print(odds_ratio)
```

このスクリプトでは，まず 2 行 2 列の行列 data を作成しています。行列の各セルには，治療群と無治療群の生存および死亡の人数が入ります。その後，このクロス集計表を出力し，オッズ比を計算します。オッズ比は，治療群の生存オッズを無治療群の生存オッズで割ることによって求められます。ここでオッズは，生存人数を死亡人数で割ったものです。

あなた：95％信頼区間，P 値も必要でしたので，スクリプトを修正してください。

ChatGPT：了解しました。治療群と無治療群の生存状況に基づいてクロス集計表を作成し，オッズ比，95％信頼区間，および P 値を計算するための修正された R スクリプトを以下に示します。

（以下略）

霊　夢　生成 AI，凄いのね！

 魔理沙　革命的だ。私もビックリしているよ。いまでは AI が AI を教育するようになってるから，どんどん人間より賢くなる。

 霊　夢　人間負けちゃうのかしら？

 魔理沙　AI の専門家は本気で心配しているぞ。シンギュラリティーというんだぜ。霊夢はぜひ AI を使いこなす人間になってくれ。ただし，2024 年現在の生成 AI は「機械のように」言われた作業を愚直に進めるので，**指示をするこちらに統計に関する一定の理解があり，用語を適切に使えることが前提となる**。また，ハルシネーション（幻覚）とよばれる誤解答を自信満々で提示してくることも多いので，これを見破れないといけない。何でもかんでも生成 AI に頼る前に，霊夢自身が基本的な統計処理を知る必要があるな。

 霊　夢　AI に頼めば，ドラえもんみたいに何でも助けてくれるのだと思ってたわ。

 魔理沙　AI に取り残されないように霊夢も勉強しなくてはね。とりあえず総論は今日で終わりにして，次からは各論として個別の解析手法を始めよう。

 霊　夢　総論を乗り越えられたのはあなたのおかげよ。心から感謝するわ。

Point

- 生成 AI はスクリプト作成の補助として有用である。
- 生成 AI をスクリプト作成に使うには，統計に関する一定の理解があり，用語を適切に使えることが前提となる。

各論

第5章〜第6章

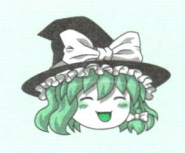 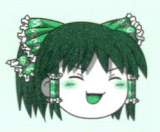

各論はじまります！

各論で扱う統計手法一覧

 魔理沙 ゆっくり魔理沙だぜ。

 霊　夢 ゆっくり霊夢です。

 魔理沙 さて，今回からは個別の解析を学んでいく。これまでの話が医学統計総論で，ここからの話が各論だ。

 霊　夢 実際に解析できるのかと思うとわくわくするわ。

 魔理沙 各論では変数の数，変数の種類が最重要だ。量的変数の場合は，正規性のチェックがときどき必要になる。また，サンプル数が少ないと適用できない解析もある。これだけチェックしたら，統計ソフトが計算をしてくれる。

 霊　夢 自分で手計算する必要はあまりないのね。

 魔理沙 四則演算，二乗，平方根程度で計算できる解析は計算式を示すが，ほとんどの解析は手計算の範囲を大きく超えている。解析の意味を理解するために簡単な計算を試してもらうことがあるかもしれないが，実務的には計算ソフトを使うことがほとんどだろう。

 霊　夢 それはありがたいわ。

 魔理沙 解析名には人名の付いた手法が多く，統計ソフトによっては手法がアルファベット記載となっている。総論は理屈で説明できる内容が多かったが，各論の解析名の多くは理屈で説明できるものではないので，そのまま覚えてもらうことになる。

霊　夢　総論の理屈の理解は難しかったけど，カタカナの暗記も苦手なのよ。

 魔理沙　試験があるわけではないので，完全な丸暗記は不要だ。**必要に応じて講義ノート（本書）を開いて統計手法をチェックできれば十分だな。**

 霊　夢　統計手法ってたくさんあるのよね。私でも覚えきれるかな？

 魔理沙　なるべく理解しやすいように表にまとめてみた。別に丸暗記する必要はない。**解析したいデータがあったら，変数の種類を確認して下の表を見れば，どの解析を使うか判断できるぜ。**使用頻度の高い解析手法から自然と身についていくはずだ。

 霊　夢　わかったわ。

 魔理沙　それでは臨床統計講義，各論について解説していくぜ。ゆっくりしていってね～～。

1 変数の解析

	二値変数	名義変数	順序変数	量的変数（正規性なし）	量的変数（正規性あり）
	母比率の推定・検定	二値変数化して母比率の推定・検定		母平均の推定・検定	

2 変数の解析

	二値変数		名義変数	順序変数	量的変数（正規性なし）	量的変数（正規性あり）
	対応なし	対応あり				
二値変数	オッズ比・リスク比・リスク差 χ^2 検定・フィッシャーの正確検定				表左下を参照	
名義変数	χ^2 検定・フィッシャーの正確検定					
順序変数	集計表形式データ コクラン・アーミテージ検定 リスト形式データ マン・ホイットニーの U 検定 （ウィルコクソンの順位和検定）		ウィルコクソン符号順位検定	クラスカル・ウォリス検定	スピアマンの順位相関係数	
量的変数（正規性なし）						
量的変数（正規性あり）	平均差 スチューデントの t 検定（等分散） ウェルチの t 検定（非等分散）		対応のある t 検定	一元配置分散分析		ピアソンの積率相関係数

2 変数の解析（診断精度解析）

	指標検査				
	二値変数	名義変数	順序変数	量的変数 （正規性なし）	量的変数 （正規性あり）
参照基準は 二値変数	診断精度解析 （指標検査が二値変数）	指標検査 を二値変 数化	診断精度解析（指標検査が順序変数）		

多変量解析

	説明変数（通常複数）				
目的変数↓	二値変数	名義変数	順序変数	量的変数 （正規性なし）	量的変数 （正規性あり）
二値変数	ロジスティック回帰分析			ロジスティック回帰分析	
名義・ 順序変数		名義・順序変数を 二値変数化			
量的変数	重回帰分析			重回帰分析	

生存時間解析（カプラン・マイヤー曲線，ログランク検定）
生存時間データはいわば目的変数に相当する

（目的変数↓）	群間要因				
	二値変数	名義変数	順序変数	量的変数 （正規性なし）	量的変数 （正規性あり）
生存時間 データ	カプラン・マイヤー曲線，ログランク検定	説明変数を二値変数化・名義変数化			

生存時間解析（コックス比例ハザードモデル）

目的変数↓	説明変数（1つまたは複数）				
	二値変数	名義変数	順序変数	量的変数 （正規性なし）	量的変数 （正規性あり）
生存時間 データ	コックス比例ハザードモデル	説明変数を 二値変数化		コックス比例ハザード モデル	

1 母平均

母平均の推定

 霊 夢 はじめの解析手法は何？

 魔理沙 まずは母平均だ。

 霊 夢 総論でも何度か例に出てきた「母集団における平均値」ね。

 魔理沙 母平均を推定するのは，医学的にはどんなシチュエーションだろうか？

 霊 夢 自分の受け持ち患者の平均年齢が知りたいとか，肥満が多いとされる日本人糖尿病患者の BMI の平均を調べるとかかな。

 魔理沙 霊夢，混乱しているぜ。50 点だな。自分の受け持ち患者は 10 人程度なので，平均値は全例調査でわかりそうだ。**知りたい対象を全例測定した場合は，母平均＝標本平均だ。推定の登場する余地はない。**

 霊 夢 そうでした……。

 魔理沙 日本人糖尿病患者はほぼ無限と考えられるくらい多いので，全例調査は不可能だ。だからこそ母平均の推定を行う意義があるぞ。母平均に関しては，総論と重複するが切り口が少し違うのでもう一度話すよ。**母平均は「1 変数で，量的変数」を扱う。**母平均をどうやって推定するかという問題だ。

 霊 夢 母平均の推定には点推定と区間推定があるよね。どちらを扱うの？

魔理沙　母平均の点推定値は標本平均と同じなので，議論の余地がないくらい簡単に求まる。母平均の推定では区間推定を問題にするんだ。

Advanced

　母集団が有限か無限かで，厳密には母平均推定の扱いが異なる。有限母集団の場合，標準誤差の修正が必要になるが，日本人糖尿病患者のように1,000万人もいれば，補正倍率は1に近似するので有限母集団補正は無視できる。現時点で日本に数十人しかいない有限母集団の希少疾患患者の場合は，補正により標準誤差が影響されうる。しかし，「過去や，将来発生する患者をすべて考慮したその疾患の患者全体」という抽象的な母集団を考えると無限母集団になり，有限母集団補正を回避できる。

　10人の受け持ち患者の平均年齢を5名から推測する場合，有限母集団補正をしたうえで母平均を推定することになる。もっとも，実際の医学研究でこのような小数の母集団を推定する研究デザインはなされないだろう。

魔理沙　さあ，正規分布に基づいて95%信頼区間の区間推定をしてみよう。量的変数である日本人糖尿病患者1,000人分のBMIの標本のデータをもってきたぜ。母平均の推定の計算順序はわかるかな。

患者	BMI (kg/m²)
1	25.1
2	19.8
3	32.2
（略）	
999	22.0
1,000	23.9

霊　夢　標本平均（＝母集団平均の点推定値），標本標準偏差，標準誤差，母平均の95%信頼区間の順番に計算するんだっけ。

魔理沙　素晴らしい。95%信頼区間を計算するには標準誤差が必要で，標準誤差を出すには標準偏差が必要になり，標準偏差を出すには平均値を知る必要があるから，この順序になる（わからない場合は総論を復習）。ただ，実務的には上の表を統計ソフトに入れて，「母平均の推定」の解析ボタンを押せばよい。

霊　夢　やってみるわ。データをコピー＆ペースト。解析ポチッ！　私のソフトで解析しようとしたら，こんな選択肢が出てきたわ。

確率分布：	□正規分布	□ t 分布
母 集 団：	□無限母集団	□有限母集団
信頼区間：	□ 95％	□ 99％

 魔理沙　確率分布は原則的に正規分布を選び，N ＜ 30 のときは t 分布を選べばよい。医学研究では原則的に無限母集団と 95％信頼区間を選ぶと覚えておけば，大きな間違いはないからな（選択項目はソフトによりやや異なる。一部の項目が自動で選択されたり，選択肢が異なる統計ソフトもある。以下同様）。

Advanced

　総論で触れたように，正規分布より t 分布のほうが正確であるが（p.106のAdvanced参照），N ≧ 30なら中心極限定理により正規分布で近似できる。t 分布はNにより異なる分布であり，N ＝ ∞のときの t 分布が正規分布に収束する。本書ではN ≧ 30の場合は正規分布を用いることとする。正確さのため，Nが大きくても常に t 分布を用いる専門家もいる。

 霊　夢　では，BMI の推定区間を求めてみます。もう一度，ポチッ。解析できたわ。

平均：	25.59
分散：	18.32
標準偏差：	4.28
標準誤差：	0.14
上限：	25.31
下限：	25.87

 霊　夢　あれ？　95％信頼区間が出てこない。

魔理沙　95％信頼区間の幅は「下限」と「上限」で示されているので，95％信頼区間は 25.31〜25.87 になる（記載項目はソフトにより異なる。有効数字がもっと多いソフトも多いが，本書ではほどほどの数値に丸めている。以下同様）。

 霊　夢　なるほど。これで信頼区間が求められたわ。

母平均の検定

 魔理沙　日本人糖尿病患者の平均 BMI の 95％信頼区間が求まったところで，次は母平均の検定だ。統計ソフトの解析手法で，「母平均の推定」の近くに「母平均の検定」がないかい？　**母平均に引き続き「変数が 1 つで，量的変数」を扱うぜ**。

 霊　夢　母平均の検定あったわ。でも，先ほどの母平均の推定では，日本人糖尿病患者の BMI の母平均を扱ったでしょ。比較群もないし，検定のしようがないわよね。母平均の検定ってどういうこと？　糖尿病患者と非糖尿病患者を比べること？

 魔理沙　これは一群の検定で，コントロール群はない。**日本人糖尿病患者の一群だけを考えて，母平均が特定の値であることが帰無仮説になるぜ**。

 霊　夢　母平均が特定の値であること？

 魔理沙　例えば，非糖尿病日本人の BMI 平均値が 22.0 kg/m^2 だとして，糖尿病患者の BMI 平均値である 25.59 kg/m^2（95％信頼区間 25.31〜25.87）が 22.0 kg/m^2 と異なるかどうかという検定だな。具体的には，95％信頼区間が 22.0 kg/m^2 をまたぐかどうかをみる。

 霊　夢　納得だわ。95％信頼区間が特定の値，つまり 22.0 kg/m^2 をまたいでいなければ帰無仮説が棄却されて，糖尿病患者の BMI 平均値は非糖尿病患者の BMI 平均値より有意に大きいことが確認できるのね。もう

少し治療っぽい例はないの？

魔理沙 では，別の例を使うぜ。総論で使った鉄欠乏性貧血の例では，ヘモグロビン 1.0 g/dL（95％信頼区間 0.4〜1.6 g/dL）の改善がみられたね（p.107）。改善値がゼロであるという帰無仮説を立てて，これが棄却できれば，ヘモグロビンに有意な改善があったことが示せる。鉄剤を内服した 50 人の改善値のデータは次のようになる。

患者番号	Hb 改善値（g/dL）
1	2.0
2	1.2
3	0.5
（略）	
49	− 3.1
50	3.6

魔理沙 では解析してみよう。「母平均の検定」を選んでこの表のデータを入れてみよう。母平均の推定と同じような解析だから，選択肢はさっきと同じでいいよ（ソフトによっては t 分布を使う検定だけ対応しており，「一標本 t 検定」という名称もある）。

霊夢 さっきと同じで，正規分布，無限母集団，95％を選択したわ。えっと，比較値も入力が必要ね。

確率分布：	☑ 正規分布	☐ t 分布
母 集 団：	☑ 無限母集団	☐ 有限母集団
信頼区間：	☑ 95％	☐ 99％
比 較 値：	[　　　]	

魔理沙 帰無仮説は「治療効果がない」，つまり改善がゼロだから 0 を入れてみよう。

霊夢 はいっ！　ゼロを入れて……。ポチっ。解析できたわっ。

平均：	1.04
分散：	4.23
標準偏差：	2.10
標準誤差：	0.31
上限：	0.42
下限：	1.66
P 値：	0.00077

 霊　夢　P ＜ 0.05 を満たすので，帰無仮説棄却で鉄剤の有効性が確認されたわ。比較値は自由に設定できるけど，ゼロ以外と比較することはあるの？

 魔理沙　母平均の検定はゼロと比較することが多いかな。だけど，ゼロ以外にすることもあるよ。例えば，従来の薬では 0.5 g/dL のヘモグロビンの改善があると知られていたとする。そこで，新薬が 0.5g/dL を上回る治療効果があることを確認するような場合だね。単群の治療研究ではこのようなデザインもありうる。

 霊　夢　母平均の推定や母平均の検定は，単群研究で役に立つのね。

 魔理沙　比較群があれば，比較群のデータとの比較検定を行うほうが自然だからな。

Point

- 母平均は「1 変数で，量的変数」を扱う。
- 母平均の推定は，母平均の区間推定として 95％信頼区間を求める。
- 母平均の検定は，95％信頼区間が特定の値をまたぐかどうかの検定である。

2　母比率

母比率の推定

 霊　夢　（前回から続く）母平均以外にも単群研究で使われる解析はあるの？

 魔理沙　あるぜ。**解析を考えるときは，変数の種類がまず重要だ**と話したね。母平均の検定・推定は「1変数で，量的変数」を扱ったが，**母比率は「1変数で，二値変数」を扱う。**

 霊　夢　二値変数って，日本人・外国人みたいな変数よね。これがどうして比率のような数字になるの？

 魔理沙　**二値変数は，2つの値のどちらかに注目して比率を考えることができる。**例えば，日本人のなかでの糖尿病有病率（糖尿病のある/なし）を調べたり，糖尿病患者の男女比を調べたりする場合をイメージしてくれ。

　　ここでは母比率の推定と検定を説明しよう。母集団における平均を「母平均」と言ったように，**母集団における比率のことを「母比率」という。**何か母比率を計算するサンプルはあるかな？

 霊　夢　えーっと。「早期脳腫瘍手術試験の患者背景」の表（p.17）には性別があったわね。下に抜き出してみたわ。性別は二値変数よね。

	手術	経過観察
男性	82（59%）	101（63%）
女性	58（41%）	59（37%）
合計	140（100%）	160（100%）

Advanced

「割合」と「比率」は若干異なる。割合は全体に占める特定部分の相対量，比率には男女比のように異なる数量の相対量というニュアンスがある。140人中58人が女性のとき，全体に占める相対量を述べるなら「割合」がしっくりきそうだが，検定名としては「母**割合**の検定/推定」より「母**比率**の検定/推定」の使用頻度が高いようだ。

本書では割合と比率をあまり区別していない。

 魔理沙 なるほど。確かに性別は二値変数だが，この表は性別という二値変数と，治療内容である手術・経過観察という二値変数が組み合わさっている。このような表を**2×2クロス集計表**というが，これだと「1変数で，二値変数」ではなく，「2変数で，二値変数と二値変数」に見えてしまう。ちなみに，2×2は「合計」を無視して数えるぞ。

 霊夢 それでは，手術群だけを切り出したらどう？ 140人中82人が男性，58人が女性だわ。

	手術
男性	82（59%）
女性	58（41%）
合計	140（100%）

 魔理沙 それなら「1変数で二値変数」なので，比率の解析対象になる。では推定から始めよう。女性の母比率について点推定と区間推定をしてごらん。いままで割合はあまり扱ってこなかったが，考え方は平均と同じだ。

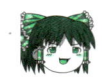 **霊夢** まあ，任せてみなさい。母平均の点推定値は標本平均だったから，**母比率の点推定値は標本における割合**の41%ね？

 魔理沙 ナイスだぜ。

 霊夢 区間推定は平均値±標準誤差×2よね（p.106）。ここで標準誤差が必要ね。標準誤差って，標本標準偏差$/\sqrt{N}$だったわ。性別は量的変数でないので，標準偏差を求めようがないけど，どうしたらいいのかしら。

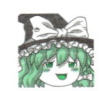**魔理沙**　確かに以前，標準誤差＝標本標準偏差 $/\sqrt{N}$ と説明したが（p.100），これは標準誤差の定義ではない。量的変数における平均値の標準誤差を求める公式のようなものだ。**扱う統計値が平均値ではなく別の統計値になれば，標準誤差の計算方法は大きく異なる**（p.101 のAdvanced，p.196 の表参照）。しかし，標準誤差は母集団における推定の不確実さの指標であり，95％信頼区間の算出に使われる点は変わらない。

霊　夢　そうなんだ。量的変数の標準誤差の算出は，標準偏差の計算から始まって手間がかかったわ。比率の標準誤差も大変なの？

魔理沙　霊夢はもう標準誤差の理解が進んでいるから，そこまで難しく考えなくていいよ。**割合の略語として proportion の P を使うが，probability の P 値とはまったく別物**なので，混同しないでくれ。ここでは女性の割合を P，男女合計人数を N とすると次の式になる。**割合が0 か 1 に近いときと，N が大きいときに標準誤差が小さくなる**ことを意識してほしい。

割合・比率の標準誤差 $=\sqrt{(P(1-P)/N)}$

霊　夢　式はシンプルね。P は小数？　それとも％かな？

魔理沙　どちらでもいいぜ。結果は同じだからな。例を見せよう。

標準誤差 $=\sqrt{(0.41 \times 0.59/140)} = 0.042$
標準誤差（％）$=\sqrt{(41\% \times 59\% /140)} = 4.2\%$

霊　夢　女性ではなく，男性に注目すると標準誤差はどうなるの？

魔理沙　P と 1 － P が入れ替わるだけなので結果は同じだね。

霊　夢　どっちに注目すればいいのかしら？

魔理沙　性別の場合，明確なルールはないけど，数が少ないほうに注目するとわかりやすいかもしれない。

霊　夢　わかったわ。標準誤差＝ 4.2％なので，母比率の区間推定は 41％± 4.2％× 2，つまり 32.6 〜 49.4％が 95％信頼区間ね。

Advanced

　二値変数は統計処理上 0 と 1 に置き換えることが多く，**ダミー変数**とよばれる。ここでは数の少ない女性の割合に注目しているので，男性＝ 0，女性＝ 1 としよう。この置き換えにより二値変数をあたかも量的変数のようにみなし，平均値や標準偏差が計算できる。男女数の集計表をダミー変数にしてリスト化した後，量的変数のように標準誤差を求めることもできる。「性別の平均（実質的に女性の割合）」は 0.41 なので，女性（＝ 1）の「平均からの離れ具合」は 0.59，男性（＝ 0）の「平均からの離れ具合」は 0.41 として標準誤差を求めることになる。

　ダミー変数による置き換えは多変量解析の重回帰分析，ロジスティック回帰分析，コックス比例ハザードモデルで頻繁に用いられる。

患者番号	性別（0 男，1 女）
1	1
2	1
（略）	
58	1
59	0
（略）	
140	0

魔理沙　では，統計ソフトで母比率の推定をしてみよう。

母 集 団：　☑ 無限母集団　　□有限母集団
信頼区間：　☑ 95％　　　　□ 99％
計 算 法：　□正規分布・ワルド（Wald）
　　　　　　□ F 分布・クロッパー・ピアソン（Clopper-Pearson）
　　　　　　□アグレスティ・クール（Agresti-Coull）・調整ワルド（Wald）

霊　夢　いつもと同じように，母集団は無限，信頼区間は 95％でよさそうだけど，計算法はどれを選べばよいのかわからないわ。

魔理沙　基本は正規分布でいいんだ。割合・比率における標準誤差＝$\sqrt{(P(1-P)/N)}$ も正規分布に基づいている。ただし，2 群のうちの少ないほうの N が 30 未満の場合は F 分布を用いること。

霊　夢　外国人の名前がたくさん出てきて覚えきれないわ。

魔理沙 覚えなくてもいいので，必要なときに講義ノートを開いて調べられればいいぞ。

Advanced

　比率に基づく分布を正確に求めるには二項定理に従うことになる。
　二項定理は，Nが大きい場合は正規分布で近似できる。Nが十分でない場合はF分布法が正確である。
　F分布法＝クロッパー・ピアソン法は二項分布から直接信頼区間を求める手法であり，標準誤差の概念がない。
　アグレスティ・クール法は，標準誤差・分散の概念があり，割合が0や1のときでも分散が0にならない。標準誤差＝$\sqrt{P(1-P)/N}$とすると，P＝0%やP＝100%のときに標準誤差が0になってしまう。分散の逆数を重みとして用いるメタアナリシスでは，分散（＝標準誤差の二乗）が0だと重みが定義できないため，アグレスティ・クール法が重宝される。

 霊　夢 今回は男性82人，女性58人で，いずれもNが30を超えているので正規分布だね。えいっ。ポチッ。

比率：41.43%　下限：33.27%　上限：49.59%

　うまくいったわ。41.43%は女性の母比率の点推定値よね。先ほどの計算とほぼ一致している。

 魔理沙 では，次に10人中9人の場合を正規分布法で解析してくれ。

 霊　夢 9人と1人に分かれるので，どちらも30人を下回っているわ。本当は計算しないほうがいいとの説明もあったけど，あえてやってみるね。ポチッ。

比率：90.00%　下限：71.41%　上限：108.59%

　あれっ，95%信頼区間が71〜109%で，100%を超えちゃった。

 魔理沙 そうなんだ。これが正規分布を用いた区間推定の限界で，ときどき変な値が出てしまう。こんな現象を避けるためにも，Nが不十分なときはF分布法を使ってくれ。

 霊　夢 以前から何となく思っていたけど，正規分布は近似計算として便利よね。だけど，t分布とかF分布とか，正確な計算方法があるならそちらを使えばいいじゃないの。Nが大きければ正規分布で近似できる，と魔理沙はよく説明してるけど，わざわざ不正確な手法を使う理由はないんじゃないの？

魔理沙　その発言，いいね！　**近似計算が普及しているのは歴史的経緯がある**。例えば t 分布は 1908 年に考え出されたが，当時は現代人の考えるコンピューターがないから，計算は手計算で行われていた。計算が簡単な近似法は実際に重要だったんだ。近似計算は昔の名残りともいえる。

霊夢　そんな時代があったんだね。コンピューターはいつから使えるようになったの？

魔理沙　戦後しばらくしてコンピューターが普及していったが，現代に比べれば驚くほど低機能だった。1960 年代にロケットを月まで飛ばしたアポロ計算機は間違いなく人類最先端の計算力だったが，1970 年代のファミコン程度の計算速度しかなかったといわれている。

霊夢　えっ？　ファミコンって昔の子どものおもちゃでしょ。人類最先端がたった 10 年でおもちゃに追いつかれたの？　そんなことないでしょう。

魔理沙　コンピューターの進歩は凄まじいぞ。

霊夢　私のスマホのほうがもしかしたらアポロ計算機より高性能？

魔理沙　単純に CPU のクロック数を比べると，スマホはアポロ計算機より 1,000 倍計算が速い。計算力だけならスマホ一つで銀河の果てまでロケットを飛ばせるぜ。霊夢の PC なら t 検定なん

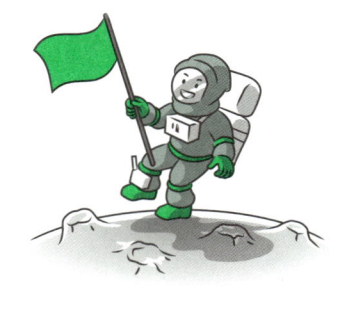

て 1 秒以内で終わるだろうけど，20 世紀には検定一つ行うのも大変だったんだ。

霊夢　だったら，多少計算が込み入っていても高性能 PC で正確な計算法を使えばいいじゃないの。

魔理沙　確かにそのような考え方もあるな。一方で，前世紀から頻繁に使われていた解析法はみんなが知っているから使いやすい，という習慣的な理由もある。

霊夢　習慣なんてみんなで変えればいいじゃないの。だって，正確な手法のほうが真実に近づけるじゃない。

魔理沙　話はそんなに単純じゃない。教科書や教師の新陳代謝には時間がかかる。私の知っている堀田とかいう大学教員は，30 年前に習ったことを永遠の真実かのように学生に教えている。彼が定年退職するまで最新の医学を学べないのかと思うと，学生が気の毒だ。気長に待つしかないさ。いまは過渡期で，そのうち近似計算はすたれてしまうかもしれないけど時間が必要だ。ただ，近似計算がとても普及している現在の状況では，近似計算法と正確な計算法を両方知っておく必要があるぞ。統計ソフトにもどちらかしか入っていないことがあるしな。

 霊　夢　両方覚えるのは大変だわ。

 魔理沙　細かいところまで覚えなくてもいいよ。筆記試験があるわけでもないし。

 霊　夢　自分で解析するときは，正規分布を使わずに全部正確な検定，という方針もありなの？

 魔理沙　そのようなスタンスの研究者もいる。ただ，正規分布や Z 値は多くの解析法に通じる基本的な概念だから，これが理解できるといろいろな検定の見通しが良くなる。分布が多少違っても考え方も似ているしな。

 霊　夢　正規分布による近似計算もマスターしたほうがいいのね。

 魔理沙　それと，正規分布＋Z 値による解析は計算式が単純なので，四則演算と指数計算だけで計算ができる。例えば 300 人の患者で割合のデータがたくさんあったとする。普通の統計ソフトを使うと，項目の回数だけ入力と検定をしないといけない。だけど，近似式を使って Excel に**表 1 上**のように入力すると，95％信頼区間まで計算できるぜ。フィルハンド（セルの右下をつまんでドラッグすること）でコピーすれば，入力も楽勝だ。ちょちょっと加工して，Word に張り付ければ論文用の患者背景の表が完成するので時短にもなるぜ。

 霊　夢　Excel 恐るべきね。いつか試してみるわ。

表 1　Excel への入力

▲	A	B	C	D	E	F	G
1		該当	非該当	割合	標準誤差	下限	上限
2	性別男	183	117	=B2/300	=(D2*(1-D2)/300)^0.5	=D2-E2*1.96	=D2+E2*1.96
3	心疾患	50	250	=B3/300	=(D3*(1-D3)/300)^0.5	=D3-E3*1.96	=D3+E3*1.96
4	肺疾患	99	201	=B4/300	=(D4*(1-D4)/300)^0.5	=D4-E4*1.96	=D4+E4*1.96
5	肝障害	34	266	=B5/300	=(D5*(1-D5)/300)^0.5	=D5-E5*1.96	=D5+E5*1.96
6	前治療	71	229	=B6/300	=(D6*(1-D6)/300)^0.5	=D6-E6*1.96	=D6+E6*1.96

標準誤差は $\sqrt{P(1-P)/N}$ で計算。

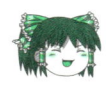 下のように計算されたわ

▲	A	B	C	D	E	F	G
1		該当	非該当	割合	標準誤差	下限	上限
2	性別男	183	117	0.610	0.028	0.555	0.665
3	心疾患	50	250	0.167	0.022	0.124	0.209
4	肺疾患	99	201	0.330	0.027	0.277	0.383
5	肝障害	34	266	0.113	0.018	0.077	0.149
6	前治療	71	229	0.237	0.025	0.189	0.285

母比率の検定

　霊　夢　次は母比率の検定ね。

　魔理沙　どんなときに使うかわかるかな？

　霊　夢　やはり「1 変数で，二値変数」ね。これも母比率が特定の値であるという帰無仮説の検定かしら？　単群研究？　具体例を見せてくれるとありがたいわ。

　魔理沙　例えば，単群第 2 相試験で抗がん薬の奏効率を評価する場合だぜ。奏効率というのは，治療した患者のうち，画像検査で腫瘍が縮小した患者の割合だ。昔から使われている治療の奏効率が 20 %だから，新治

療では最低でも 15％を上回ってほしい，というようなときに，「奏効率が 15％」という帰無仮説を立てるんだ。

 霊　夢　旧治療に負けたら新治療の意味がないのに，帰無仮説は 20％ではなく 15％なの？

 魔理沙　第 2 相試験は旧治療との比較が目的ではなく，一定の有効性があることが確認できれば十分だからな。それに，比較値の 15％より有意に高い場合は，推定奏効率 22％（95％信頼区間 16〜28％）のように，点推定値が 20％を超えることが多い。

Advanced

　単群研究で母比率の検定を行う際に，本来であれば過去の標準治療から期待される母比率よりも有意に良い比率となることを示したい。しかし，この原則に基づくと必要な N が大きくなるので，控えめな比較基準を設定することが多い。そもそも単群研究を選択している時点で，仮に有意差がついても RCT と同等の評価は得られない予備的な研究なのである（p.122 も参照）。そのため，最低でもこの値と勝負して勝てなければ論外である，という値が選ばれる。

 霊　夢　比率の検定は，統計ソフトでどうやって行うの？

 魔理沙　母比率の推定とほとんど同じだ。推定値に好きな比率，例えば 0.15 と入れればよい。

 霊　夢　1 つくらい試してみたいわ。

 魔理沙　では，抗がん薬の奏効率にしよう。140 人中 58 人が奏効して，82 人には奏効しなかった。この奏効率は 25％より高いといえるか。

 霊　夢　さっきの母比率の推定と同じ設定ね。母比率の推定を選んで……無限母集団，95％，正規分布を選んで……。比較値は 25％にして，ポチッ。

比率：41.43%　Z = 4.49　P < 0.001

　あれっ？　これはさっきの男女比と同じ数字ね。結果もそっくりだわ。

 魔理沙　そうだね。短いけど，今日の講義はここまでにしよう。

Point

- 母比率は「1 変数で，二値変数」を取り扱う。
- 母集団における比率＝割合のことを母比率という。
- 母比率の推定は，95％信頼区間を用いた区間推定である。
- 母比率の検定は，95％信頼区間が特定の比率をまたぐかどうかの検定である。

1 クロス集計表

基本的なクロス集計表

 魔理沙 今日は2×2クロス集計表についてゆっくり解説するぜ。いままでの母平均，母比率はどちらも1変数の場合だったが，ここからは変数が2つの場合だ。2×2クロス集計表は覚えているかな？

 霊　夢 二値変数が縦横に組み合わさっている表ね。例として，早期脳腫瘍手術試験（p.17）の手術群と経過観察の男女比のデータを切り出したわ。

	手術	経過観察
男性	82（59%）	101（63%）
女性	58（41%）	59（37%）

 魔理沙 この研究のアウトカムである生存率は，手術群 99/140，経過観察群 79/160 なので，こちらも2×2クロス集計表にまとめてみたぜ。

	生存	死亡
手術	99	41
経過観察	79	81

 霊　夢 患者背景だけでなく，治療効果もまとめることができるのね。

 魔理沙 2×2クロス集計表は「2変数で，二値変数と二値変数」なら何でも取り扱えるぜ。

霊　夢　あれっ？　2つの表で縦と横が入れ替わっているわね。

 魔理沙　2×2クロス集計表の行・列の取り方には緩いルールがある。**クロス集計表では左側の行要因に介入・原因・説明要因，上側の列要因に結果・アウトカム・被説明要因を記載する傾向があるんだ。**

 霊　夢　うーん，行と列ってどっちがどっちかわからなくなるのよ。

 魔理沙　「行」は統計や数学で使う横書きの文書の行のように，横の並びだ。行の説明は表の左側に書かれる。

	列1	列2	列3	列4
行1				
行2				
行3				
行4				

 霊　夢　手術・経過観察が介入で，生存・死亡が結果ね。んー，でも男女と治療はどう考えるの？

 魔理沙　時間的に先に決まる要因が行要因かな。性別は生まれるときに決まるけど，治療内容は最近になってようやく決まったことだぜ。ただし，状況によってはこのルールが当てはまらないこともあるので，一応のお約束程度だと考えてくれ。

 霊　夢　当てはまらないこともあるのに，ルールを作るの？

 魔理沙　では，1個200円のモンブランを何個か買って100円の箱に詰めてもらうとき，モンブランの数と値段をグラフにしてごらん。

 霊　夢　Y＝200X＋100なので，こんな感じかな（**図1**）。

 魔理沙　霊夢は，指定されないのにXをモンブランの数，Yを支払い額にしたね。つまり，Xを説明要因，Yを被説明要因にしたんだ。たぶんみんなそうする。これが習慣だ。X＝200Y＋100としても理論的に誤りではないけど，みんなが？？？と違和感を覚えてしまうから，なるべく

習慣には従ってくれ。

霊夢　確かに，XY を逆にすると変な感じがするわ（**図2**）。ねぇ，「2 × 2」クロス集計表という表現をするからには，2 × 2 でないクロス集計表もあるの？

魔理沙　クロス集計表は 2 × 2 以外にもあるぜ。**行と列がそれぞれ 2 以上で，両方の変数が二値変数か名義変数なら典型的なクロス集計表だ。**つまり，「2 変数で，二値変数と二値変数」「2 変数で，二値変数と名義変数」「2 変数で，名義変数と名義変数」ならどれでもよい。例を挙げら

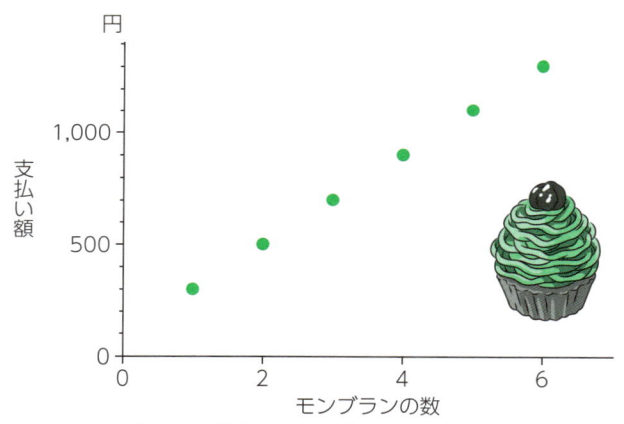

図1　モンブランの数が X 軸のグラフ

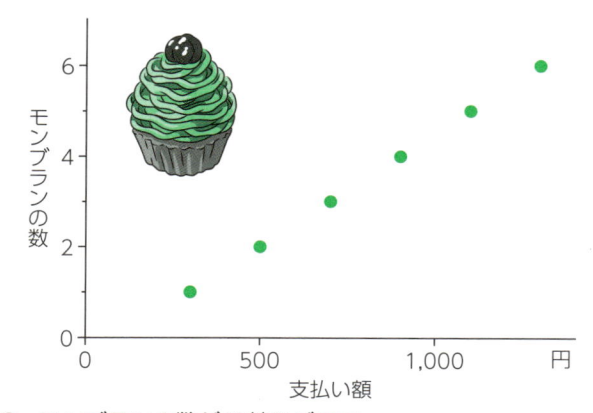

図2　モンブランの数が Y 軸のグラフ

れるかい？

 霊　夢　こんなのどうかしら？

		非高齢者 65 歳未満	高齢者 65 歳以上	合計
住居	関東	76	56	132
	関西	22	51	73
	九州	33	40	73
	合計	131	147	278

 魔理沙　いいねえ。**合計の欄は無視して，縦×横の区分数で大きさを表現する。**

 霊　夢　合計欄は消したほうがいい？

 魔理沙　合計欄はあってもなくても情報量が同じなので，表の大きさを表現するときにカウントしなければどちらでもいい。

 霊　夢　わかった。そうすると，これは 2 × 3 クロス集計表というのね。

 魔理沙　霊夢，ちゃんと聞いているか？　**「縦×横」「行×列」の順序だ。**行の 3 を前に，列の 2 を後ろにつけて，「3 × 2」クロス集計表と言ってもらえるとありがたいぜ。とにかく，何らかの理由で，非関東圏で高齢者が多い様子が伝わってくる。もう一つくらい例を出してみようか。

 霊　夢　地域と年齢の組み合わせでくくり方を変えてみたわ。

	未成年	青年	中年	高齢者
関東	51	17	24	21
関東以外	48	55	102	89

 魔理沙　うーん。これは典型的なクロス集計表ではないな。

霊　夢　ええっ？　さっきの表と何が違うの？　どちらの表も縦に地域が並び，横に年齢層が並んでるじゃないの。まったく同じよっ！

 魔理沙　変数の種類が大事なんだって言わなかったっけ？

 霊　夢　変数は地域と年齢層です。

 魔理沙　「変数の種類」とは，**二値変数，名義変数，順序変数，量的変数の4種類**だったよね（p.46 参照）。そして，行と列がそれぞれ二値変数か名義変数の場合を「典型的なクロス集計表」とよぶんだ。**中身が年齢だとか地域だとかは問題でなく，この4種類のどれに当てはまるかを愚直に考えないといけないんだ。**

 霊　夢　……。

 魔理沙　おさらいを兼ねて，一つずつ考えていこう。「関東・関西・九州」は区分が3つあって，順序関係がないから名義変数。「関東・関東以外」は区分が2つだから，二値変数になる。「関東以外」には関西と九州と，もしかしたら他にも東北とか北海道とかの区分のある名義変数だったかもしれないが，そんなことは気にせず，最終的に「関東・関東以外」と区分が2つだから二値変数になる。

 霊　夢　**変数の意味は関係なく，形式が重要なのね。**「高齢者・非高齢者」は表における分類が2区分なので二値変数ね。

 魔理沙　「未成年・青年・中年・高齢者」は？

 霊　夢　二値変数ではないし，数字じゃないから名義変数よね。

 魔理沙　年齢層には順序関係があるだろう。未成年→青年→中年→高齢者と年齢が上がっていく。おそらく，20歳，40歳，65歳あたりに閾値がある。これは順序変数だ。

 霊　夢　なるほど！　この年齢区分は二値でも名義でもなく，順序変数なので，クロス集計表とは言えないのね。

魔理沙　**クロス集計表には縦にも横にも順序変数がないことが重要だ。どちらかに順序変数が入ると，解析手法が大きく変わってしまうからな。** 順序変数を使った表を広義のクロス集計表とよぶこともあるが，順序変数を用いない表が「典型的なクロス集計表」「一般的なクロス集計表」とよばれることが多い。

 霊　夢　クロス集計表は 2 × 2 だけでなく，10 × 10 とか大きくてもいいの？

 魔理沙　**2 以上 × 2 以上ならクロス集計表だ。縦と横の区分数が一致している必要もない。** ただ，2 × 2 クロス集計表の使用頻度が圧倒的に高いぞ。

クロス集計表の帰無仮説

 魔理沙　クロス集計表は，縦の項目と横の項目に関連があることを示したくて使われることが多い。この場合，帰無仮説は何かな？

 霊　夢　最終的に縦と横に関連があることを示したいのだから，「縦と横に関連がないこと」あるいは「行と列に関係がない」が帰無仮説かしら。この帰無仮説のもと，P < 0.05 なら縦と横に関連がある，という証明になるのよね。

 魔理沙　では，縦と横に関連がないクロス集計表を作ってごらん。

 霊　夢　縦と横に関連がない，という意味がよくわからないわ。

 魔理沙　では，私が表を書いてみよう。次の表を見てどう思ったかな？

（万人）	A 型	O 型	B 型	AB 型
東日本	2,400	1,800	1,200	600
中部関西	1,440	1,080	720	360
中国四国	480	360	240	120
九州	480	360	240	120

霊　夢　日本人は几帳面な A 型が多いのね。私は B 型なんで，A 型が苦手なんです。

 魔理沙　霊夢の血液型には興味ない。もっと大事なことがあるだろう。この表では，A：O：B：AB が 4：3：2：1 になっている。そして，東日本・中部関西・中国四国・九州のどの地方でも 4：3：2：1 になっている。つまり，日本中どこのエリアでも血液型の比率は一定であることを示している。この状態を，クロス集計表で「縦と横に関連がない状態」というんだ。

 霊　夢　この表，凄いのね。東日本・中部関西・中国四国・九州の比率も 5：3：1：1 になっていて，どの血液型でみても地方の比率が一致してるわ。つまり，ある人の血液型がわかっても，出身地を推測できないのね。

 魔理沙　縦からも横からも互いの予測がまったくできないね。これが縦横に関連がない表だ。血液型と住居が独立である，という表現を使うこともある。それでは，何か縦横に関連があるクロス集計表を書いてくれるかな。

 霊　夢　出身地方別に 4 択で好きな旅行先を選んでもらった結果よ。

（万人）	ディズニーランド	USJ	お遍路巡り	韓国旅行
東日本	2,250	1,250	1,250	1,250
中部関西	750	1,350	750	750
中国四国	250	250	450	250
九州	250	250	250	350

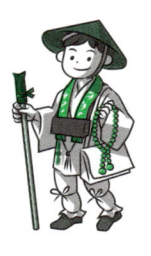

 魔理沙　これは地方別にとても偏りがあるぞ。東日本とディズニーランド，中部関西と USJ，中国四国とお遍路巡り，九州と韓国旅行に結びつきがみられる。これで検定すれば確実に P＜0.001 で，「縦と横に関連がない」という仮説が棄却されて，「縦横に関連がある」，すなわち地方によって旅行先が違うということができる。クロス集計表を検定する目的は，順序のない表において，縦と横に関連がない血液型の表と，縦と横に関連がある旅行先分類の表を見分けることなんだ。

霊　夢　うん，よくわかったわ。

 魔理沙　臨床研究の実務上，クロス集計表の大多数は2×2クロス集計表だ。さっきの手術・経過観察と性別も2×2クロス集計表だな。縦横の関連について検定がされ，P＝0.477で帰無仮説は棄却されなかった。つまり，治療間で男女比に差があるとはいえなかったことになるぞ。

 霊　夢　数字を直感的に見ても，あまり男女差を感じなかったわね。

 魔理沙　医学統計の典型例では，2つの治療で「治療の成功・失敗」や「生存・死亡」を比べるタイプが多い。そこでは**オッズ比とリスク比**がよく使われる。聞いたことはあるかな？

 霊　夢　もちろんよ。オッズ比とリスク比は国家試験に出るので，学生のときに習ったわ。観察人数中で，死亡とか発症とかの悪いイベントが起きる可能性がリスクね。治療や曝露の有無によって患者を2群にした際の「リスクの比」のことをリスク比というわ。

 魔理沙　だいたい合っているね。オッズ比は？

 霊　夢　オッズ比は，症例対照研究においてリスク比を近似するために使うのよね。

 魔理沙　うーん。そのように理解している人が多くて残念だよね。

Advanced

　クロス集計表が出てくると，**自由度**が話題に上がることが多い。次のようなクロス集計表があり，a，b，c，dが空欄で，合計値がわかっている場合，a，b，c，dの4つの中で自由に数字を決められる数が自由度である。例えばaに好きな数字を入れると，合計からの引き算でbもcもdも自動的に決まる。はじめにbに好きな数字を入れても同じである。したがって，2×2クロス集計表の自由度は1である。

	手術	経過観察	合計
男性	a	b	246
女性	c	d	154
合計	200	200	400

今度は，一回り大きい3×3クロス集計表を，魔法陣のパズル感覚で考えてみる。2,000・1,000・500・250の4つの数字を「自由に」入れた時点で，残りのセルの値は一意に指定されて自由に数字を入れられなくなる。このケースでは，自由に決めることができたのは4つの数字なので，自由度は4となる。

（万人）	A型	O型	B型	合計
東日本	2,000		1,000	4,800
中部関西		500		3,600
中国四国	250			2,400
合計	4,800	3,600	2,400	12,000

　一般にn×mのクロス集計表の自由度は(n−1)×(m−1)になる。χ^2検定やフィッシャーの正確確率検定では自由度が使われる。
　クロス集計表は2変数だが，1変数の場合を考えてみる。空白セルが4つあったが，3つのセルに自由な数字を入れた時点で，残りの1つの選択権はなくなる。1変数の場合，(n−1)が自由度である。1変数の自由度はt分布で使われる。

（万人）	A型	O型	B型	AB型	合計人数
人数	777	777	777		12,000

　合計人数でなく平均人数が表中に記載されていても，1つのセルは自由に定めることができないので同じように考える。下の表の自由度は3である。

（万人）	A型	O型	B型	AB型	平均人数
人数	777	777	777		3,000

　これは標本標準偏差を求める際のベッセルの補正，スチューデントのt検定などに関連する。

Point

- 2×2クロス集計表は「2変数で，二値変数と二値変数」を取り扱う。
- 「2変数で，二値変数と名義変数」「2変数で，名義変数と名義変数」も一般的なクロス集計表で扱う。
- クロス集計表では，左側の行要因に介入・原因・説明要因，上側の列要因に結果・アウトカム・被説明要因を記載する傾向がある。
- クロス集計表では，2つの変数に関連があるかどうか（2つの変数が独立かどうか）が興味の対象である。

2 2×2クロス集計表総論

オッズ比はリスク比の代用品?

 霊　夢　（前回から続く）残念って，魔理沙は何言っているの？　こっちの教科書にもあっちの教科書にも，オッズ比は症例対照研究（ケース・コントロール研究）においてリスク比を近似するために使うと書いてあるわ。

 魔理沙　面白くなってきたぜ。確かに古典的には，頻度の低い疾患の症例対照研究でリスク比を近似するためにオッズ比が便利であるといわれていた。間違ってはいないが，この説明からはオッズ比はリスク比の代用品だという偏った印象を与えてしまうだろう。オッズ比が症例対照研究におけるリスク比の近似となる，という説明はよく見かけるが，**その説明は半世紀前の感覚だ**。

 霊　夢　ええええっ？　半世紀も古いの!?

 魔理沙　PudMed で「"odds ratio"」を検索すると，「"risk ratio" or "relative risk"」より多くヒットする。2023 年時点でオッズ比 29,055 本，リスク比 6,828 本で 4 倍差以上だ（**図 1**）。もはや症例対照研究で使われる risk ratio の代用品というレベルをはるかに超えている。2 × 2 クロス集計表の主役はリスク比でなくオッズ比だな。

 霊　夢　確かにオッズ比のほうが論文ではよく使われているように見えるわね。だけど，このグラフだと 1990 年以前がほとんど 0 で，読み取れないわ。はじめからオッズ比が多かったのかしら？

 魔理沙　一般的に使われる線形スケールだと，1990 年以前の論文数が少なすぎてグラフが読みにくい。このように **Y 軸数値が 0 近くに張り付い**

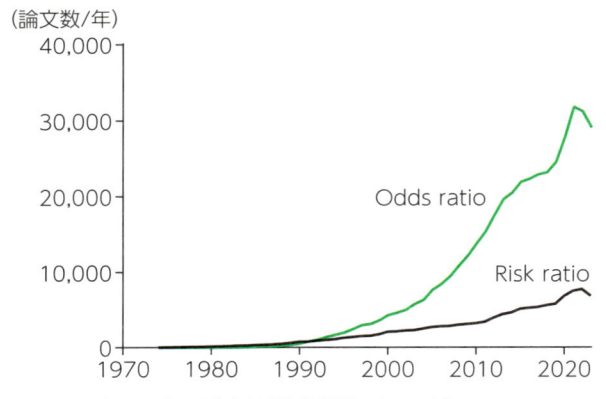

図1　PubMed の検索結果（線形スケール）

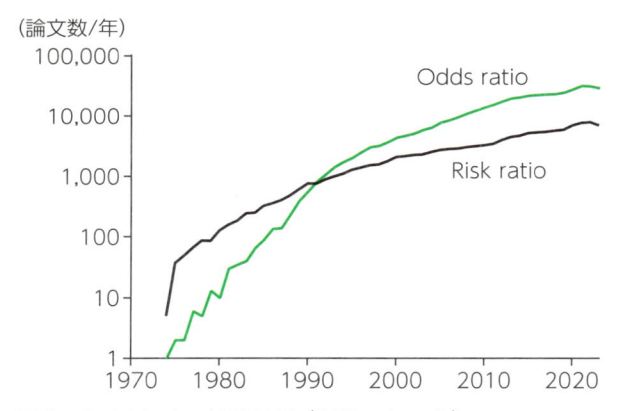

図2　PubMed の検索結果（対数スケール）

てしまうときは，Y 軸を対数スケール（ログスケール）にするとグラフが読みやすくなる。10 と 100，100 と 1,000 のように，Y 軸の目盛り間は「差」ではなく「比」（10 倍）で等しくなっているな（図2）。

　対数スケールを見ると，1970 年代はオッズ比がほとんど使われておらずリスク比がよく使われていたことがわかるな。1980 年時点でもリスク比が 126 本 / 年，オッズ比が 10 本 / 年だ。しかし，1991 年に逆転し，30 年以上も一貫してオッズ比の論文使用頻度が高い。グラフを見る限り，この傾向が再度逆転する兆しはまったくない。

霊　夢　グラフは雄弁ね。オッズ比を見直したわ。

 魔理沙　それがいいだろう。新薬が次から次へと出てくる臨床の世界に比べ，統計学は流行りすたりが緩やかだ。それでも，**標準的な統計手法は 10 年単位で変化する**ことは知っておくべきだろう。

 霊　夢　気をつけるわ。

 魔理沙　**1991 年以降オッズ比がよく使われるのは，症例対照研究が頻繁に行われてリスク比を近似しまくったためではないだろう。オッズ比そのものの利便性のためだ**と私は理解している。

オッズ比・リスク比の定義

 魔理沙　とりあえず，オッズ比とリスク比の定義をまとめて説明しよう。まず，オッズ比とリスク比は「比」なので，2 つの数字を比べている。比べる前の数字がオッズやリスクであり，一群内で評価されるぞ。

 霊　夢　一群というのは？

 魔理沙　下の表でいえば，治療群かコントロール群どちらかだけということだ。ここでは治療群だけを見てみよう。まず**リスク**とは，いわゆる「何とか率」だ。$a/(a + b)$ が治療群におけるイベント率になるな。もしイベントが死亡なら死亡率がリスクになり，イベントが生存なら生存率がリスクになるぜ。

	イベント		合計	リスク	オッズ
	あり	なし			
治療群	a	b	a + b	a/(a + b)	a/b
コントロール群	c	d	c + d	c/(c + d)	c/d

 霊　夢　それはないわ。生存がリスクなんておかしいじゃない。

魔理沙 言葉に違和感があり，リスクではなくチャンスなどと言いたくもなるが，このまま受け入れるんだ。疫学では死亡とか発症とか不幸なイベントを評価することが多かったことが影響しているのかもしれないな。

 霊　夢 そうなのね……。

 魔理沙 ちなみに，予測される可能性の平均値を統計では「期待値」とよぶ。期待したくない嫌なイベントであっても期待値というんだ。

 霊　夢 うーん。「宝くじに当たるリスクは 100 万分の 1 だ」といわれたら，交通事故みたいで嬉しくないわ。「患者が死亡する期待値は 100 の1 だ」というのも，患者の不幸を祈っているようで怒られそう。

 魔理沙 霊夢の感覚は人間として正常だが，習慣なので仕方ないぜ。患者さんの前で話すときは「5 年以内に死亡する期待値が……」とか言わないように気をつけろよ。次に**オッズ**だが，これはイベントのある可能性とない可能性を比較するもので，式で表すと a/b になる。イベントのある確率（a）のほうが高い場合に 1 を超えることになるな。**イベントありとなしの力比べのような指標だね。**

 霊　夢 「何とか率」のリスクには慣れているけど，オッズは使い慣れない概念ね。まあ，定義の式はそこまで難しくないけどね。

 魔理沙 こうやってリスクとオッズを治療群・コントロール群でそれぞれ計算できたら，リスク比（risk ratio），オッズ比（odds ratio）の定義は 2×2 クロス集計表で考える。ちなみに，**表の左側の行要因に介入，表の上側の列要因にアウトカム**だったな。

　リスク比，オッズ比とも，下の式のように，2 つの群の間で比をとって比較をするんだ。比をとるというのは，治療群のオッズやリスクを，コントロール群のそれで割ることだぜ。

> リスク比＝治療群のリスク / コントロール群のリスク
> 　＝ (a/(a + b))/(c/(c + d))
> オッズ比＝治療群のオッズ / コントロール群のオッズ
> 　＝ (a/b)/(c/d) = (a×d)/(b×c) = ad/bc

魔理沙　オッズの比，という意味からはオッズ比は (a/b)/(c/d) だが，これを並び替えた **(a × d)/(b × c) = ad/bc** との記載もよく見かける。一筆書きで a → d → b → c となぞると，たすき掛けのようにも見える。

霊　夢　ひとこと言わせて。オッズやオッズ比の計算は掛け算と割り算なので，子どもでも計算式は理解できるわ。でも，概念というか考え方としてはリスクやリスク比のほうがわかりやすいんじゃない？　**リスクは「罹患率」「死亡率」「治療成功割合」「生存割合」など，直感的な「何とか率」「何とか割合」と同じように理解できる。**なんでリスク比じゃダメなの？

Point

- オッズ比はリスク比の近似としてよく知られるが，近年はオッズ比のほうがよく用いられる。
- リスク比 = 治療群のリスク / コントロール群のリスク =（a/(a + b))/(c/(c + d))
- オッズ比 = 治療群のオッズ / コントロール群のオッズ =（a/b)/(c/d) = (a × d)/(b × c) = ad/bc
- リスク・期待値は，幸せなイベント・不幸なイベントのどちらにも用いられる用語である。

3　オッズ比

オッズ比のメリット

魔理沙　（前回から続く）霊夢の言うとおりだ。リスク比はとてもわかりやすい。日常生活ではオッズなんて賭け事でしか使わないからな。しかし，オッズ比にはリスク比にない長所がいくつかあるので，臨床統計で好まれるぜ。オッズ比のいいところをゆっくり解説しよう。

霊　夢　ぜひ聞きたいわ。納得できなければ私はリスク比だけを使うから。

魔理沙　オッズ比の長所の1つ目は，多変量解析であるロジスティック回帰で使用できる点だ。いきなり難しいことを言ったかもしれないが，詳細は多変量解析の章（本書の続編）で改めて説明する。**ロジスティック回帰は目的変数（被説明要因）が二値変数である多変量解析だぜ**。近年は安価な統計ソフトが普及して，ロジスティック回帰分析を誰でも行えるようになった。ロジスティック回帰は観察研究の主役の一つで，使用頻度が極めて高い。**ロジスティック回帰の結果はオッズ比で表現されるので，リスク比では代用できない。**

霊　夢　多変量解析ってそんなに大切なの？

魔理沙　観察研究で治療の効果をみる場合，新治療と標準治療の患者背景は異なることが一般的だろ。

霊　夢　えっ？　患者背景は問題になるほど違うの？

魔理沙　例えば，風邪に対する抗菌薬の有無でアウトカムを評価する観察研究を考えよう。臨床的に考えて，風邪で抗菌薬治療を受ける患者っ

て，どんな患者が多いんだ？

霊　夢　基本的にウイルス性疾患である風邪に抗菌薬は効かないわよね。抗菌薬を使う患者は，基礎疾患があったり，発症してからの経過が長くて細菌感染や肺炎を合併したりしている可能性が高いと主治医が判断してそうね。それと，最近はインターネットで「風邪に抗菌薬は無効です」という情報が広まっているにもかかわらず，「とにかく抗生剤を出してください」と訴えるご年配の抗菌薬信者が多そうな気がするわ。

魔理沙　つまり霊夢の説明によれば，風邪で抗菌薬を処方されている患者は，基礎疾患があり，経過が長く，年齢が高い傾向があるわけだ。逆に抗菌薬を使わないのは，基礎疾患がなく，経過が短く，年齢が若い患者だろう。単純に抗菌薬有群と無群を比べたら，抗菌薬無群のアウトカムが良好に決まっているじゃないか。

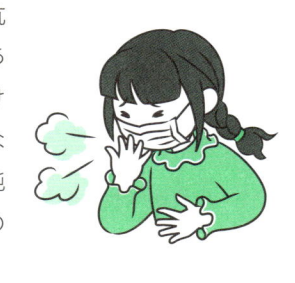

霊　夢　そう言われるとそうね。

魔理沙　ここに単変量解析による観察研究の限界がある。**背景因子の違いを全部無視してアウトカムを比較した場合，観察研究はどうしても結論の説得力が弱くなってしまう。**対象者を選択する段階で起こるこういうバイアスを**選択バイアス**というぜ。

霊　夢　確かに，患者背景の違いは結果に大きな影響を与えそうね。ただ，選択バイアスは大切だとしても，リスク比もオッズ比も同じように選択バイアスの影響を受けてしまうじゃないの。

魔理沙　確かに，単純なオッズ比は選択バイアスの影響から逃れられない。そこで活躍するのが，選択バイアスを乗り越える有力な手法である多変量解析だ（**図1**）。**医学研究で頻用される多変量解析は，ロジスティック回帰分析，重回帰分析，コックス比例ハザードモデルの3つだ。**オッズ比はロジスティック回帰分析と相性が良いので，使いやすいんだぜ。

霊　夢　背景因子の違いを調整する方法はありがたいわね。ちなみに，いま「モデル」「解析」「分析」という似たような言葉が出たけど，どのように使い分けているの？

第6章
2×2クロス集計表

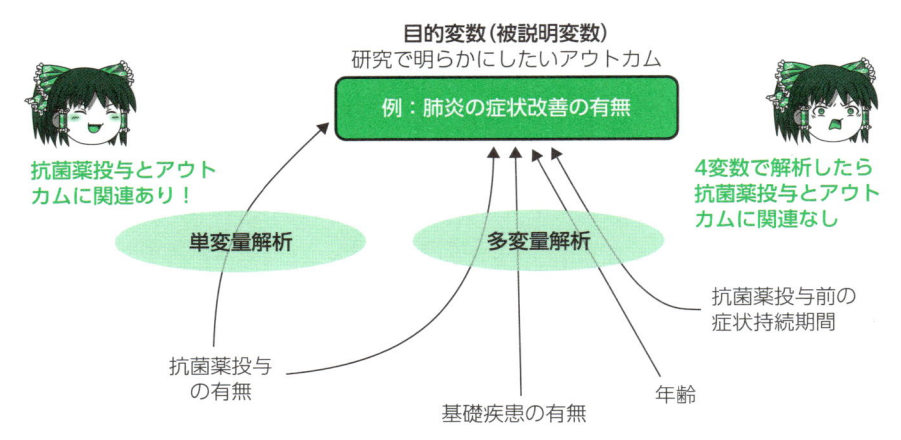

目的変数（被説明変数）
研究で明らかにしたいアウトカム

例：肺炎の症状改善の有無

抗菌薬投与とアウトカムに関連あり！

単変量解析

多変量解析

4変数で解析したら抗菌薬投与とアウトカムに関連なし

抗菌薬投与前の症状持続期間

抗菌薬投与の有無

基礎疾患の有無

年齢

単変量解析では他の要因がアウトカムに与える影響を解析できない。この問題を避けるために行うのが多変量解析（重回帰分析など）である。

図1　単変量解析と多変量解析

魔理沙　統計的に「モデル」「解析」「分析」の意味にほとんど差はない。習慣的に特定の用語に「モデル」「解析」「分析」のいずれかが使われやすいというだけで，置き換えてもほとんど変わらないし，普通に通じる。例えば「ロジスティック回帰モデル」とか「コックス比例ハザード分析」と言っても特に違和感もない。

　そして，リスク比にないもう一つのオッズ比のメリットは，リスク，つまりイベント率が上がっても治療効果を評価できることだ。例えば，新治療により死亡リスクが 10% から 1% に下がったら，リスク比やオッズ比はどうなるかな？　各群 100 人だとすると 2 × 2 クロス集計表は下のようになる。

	死亡（イベント）	生存（非イベント）	死亡率（死亡リスク）	死亡オッズ
新治療	1	99	1%（= 0.01）	0.01
旧治療	10	90	10%（= 0.1）	0.11

霊夢　リスク比は 1%/10% で 0.1 ね。オッズ比は 1 × 90/99/10 で 0.09 です。

魔理沙　そうだね。リスク比とオッズ比は近似するね。霊夢は新治療で死亡率が 10％から 1％に下がったら嬉しいかい？　この新治療を受けるのか？

 霊　夢　そりゃそうでしょう。

 魔理沙　では，この病気が重症化して死亡率がぐーっと上がったとしよう。旧治療では死亡率が 99％だ。しかし，新治療を施すと死亡率が 90％に改善する。この新治療はどう評価するかな？

 霊　夢　新治療によって生存率が 1％から 10％へと 10 倍に増えるんでしょ。やっぱり私はぜひとも新治療を受けたいわ。

 魔理沙　では死亡について，リスク比とオッズ比を計算してみよう。

	死亡 （イベント）	生存 （非イベント）	死亡率 （死亡リスク）	生存率 （生存リスク）	死亡オッズ
新治療	90	10	90%(0.9)	10%(0.1)	9
旧治療	99	1	99%(0.99)	1%(0.01)	99

 霊　夢　オッズ比は 90 × 1/10/99 で 0.09 だから，圧倒的に新治療の勝利ね。リスク比は 90％/99％で 0.91 だから，だいぶ 1 に近いのかな。あれー？　さっきとは随分 2 つの印象が違うのね。オッズ比をみると生存率が上がりそうだけど，リスク比には生存率の改善が反映されていないわ。

 魔理沙　感覚的に，死亡オッズ比の 0.09 と死亡リスク比の 0.91 のどちらが治療効果の差を適切に表しているんだい？

 霊　夢　オッズ比かしら。死亡リスク比の 0.91 では，新治療の効果がほとんどないような印象を与えそうよ。

 魔理沙　そうなんだ。新治療には生存確率を 10 倍に増やす劇的な効果があるのに，リスク比ではこれを見落としてしまう。リスク比は名前のとおりリスクを評価する手法であって，「リスクでない側」（ここでは死亡でなく生存）の変化をとらえられないんだ。しかし，**オッズ比ならイベント率が高いときでも治療効果の差を表現できるぜ**。これがオッズ比

のメリットの 2 つ目だ。リスクの低いときも高いときも，1 つの指標で対応できることはオッズ比の大きなメリットだな。

　ちなみに，「リスク」と「リスクでない側」という話が出たが，オッズ比ではこの 2 つを入れ替えるとオッズ比が逆数になる。逆数とは，互いに掛け合わせて 1 になる数字の組み合わせだ。

	死亡 (イベント)	生存 (非イベント)	死亡率	生存率
新治療	90	10	90%	10%
旧治療	99	1	99%	1%

オッズ比＝90×1/10/99＝0.091

死亡と生存の
列を入れ替え

⬇

	生存 (イベント)	死亡 (非イベント)	死亡率	生存率
新治療	10	90	90%	10%
旧治療	1	99	99%	1%

オッズ比＝10×99/90/1＝11.0

霊　夢　……つまりどういうこと？

魔理沙　二値アウトカム，例えば「生存・死亡」「治療成功・治療失敗」があるとき，どちらにフォーカスするかは解析者の自由なんだ。フォーカスするというのは，イベントとして注目するという意味だ。リスク比の場合，「リスク」という言葉のネガティブなニュアンスに関係なく，発生頻度が 50%より低いアウトカムにフォーカスしないと，両群の治療効果の差がうまく表現できない。さっきの例でも，新治療・旧治療とも死亡率が 90%を超えていたからリスク比が治療効果の差を適切に表していなかった。しかし，オッズ比では「生存・死亡」「治療成功・治療失敗」のどちらをイベントとしても問題ない。上の 2 つの表で，死亡をイベントとした場合のオッズ比の 0.091 と，生存をイベントとした場合のオッズ比 11.0 は逆数となる。

霊　夢　へーそーなのかー。まぁ，オッズ比の定義の計算式を考えたら当然だけど。

魔理沙　当然と思えるほどに理解してくれたら心強いぞ。これは，オッズ比がイベント率の高い低いにかかわらず用いることができるのと同じことを言っている。同じ現象をそれぞれ反対から見ているだけなんだ。

	イベント	
	あり（死亡）	なし（生存）
治療群	a	b
コントロール群	c	d

列を入れ替え →

	イベント	
	あり（生存）	なし（死亡）
治療群	b	a
コントロール群	d	c

オッズ比＝(a/b)/(c/d)＝$\dfrac{ad}{bc}$

オッズ比＝(b/a)/(d/c)＝$\dfrac{bc}{ad}$

$$\dfrac{ad}{bc} \times \dfrac{bc}{ad} = 1$$

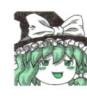

魔理沙　そして，オッズ比のメリット3つ目は，霊夢の指摘してくれた症例対照研究での使用可能性だ。症例対照研究は，特にイベントがまれなときに好まれる。

霊　夢　症例対照研究という言葉は聞いたことがあるけど，具体的な例が思い浮かばないわ。

魔理沙　例えば，日本中で20人しか患者のいない希少疾患の発症リスク因子を調べたいとする。いかんせん希少疾患だから，一般人を何万人と集めても，発症者が少なくて解析にならない。そのような場合，難病登録などのデータを駆使して，まず患者数十人の病歴を詳細に調べ上げるんだ。それが例えば20人とする。そのうち10人は小児期にある薬剤に曝露されていることがわかったとしよう。普通の風邪薬なんかではなく，滅多に使われない薬だ。すると，この薬剤が発症リスクを高めているのではないかという話になる。ここで，その疾患の発症者と非発症者（対照）を集めて，子どもの頃にこの薬剤を使っていたかどうかを比較する。例えば症例を20人，対照を1,000人集めてみると，症例の50%，対照の2%に薬剤曝露歴があった。

	症例（希少疾患発症）	対照（希少疾患なし）	合計
薬剤曝露あり	10	20	計算不可
薬剤曝露なし	10	980	計算不可
合計	20	1,000	計算不可

 魔理沙　この場合，曝露あり群となし群のそれぞれの発症率はわからないので，リスクを計算することはできない。しかし，オッズ比なら 10 × 980/20/10 = 49 と計算できる。

 霊　夢　なぜ？　曝露あり群なら 10/(10 + 20)，また曝露なし群なら 10/(10 + 980) が発症率，つまりリスクになるんじゃないの？

 魔理沙　違う。症例対照研究は後ろ向き研究だから，症例の人数も対照の人数も研究者の都合で自由に変えられるんだ。例えば症例の人数を 10 人に減らしたっていいし，対照を 2,000 人に増やしたっていい。もし対照だけ 2 倍の 2,000 人にしたら分母だけが増えるから，曝露あり群，なし群とも発症率が下がることはわかるよな。1,000 人を集めてから曝露あり群となし群に割り振るような前向き試験なら，母集団から標本採取するのと同じことだから発症率が意味をもつが，症例対照研究では発症率を計算することはできないんだぜ。

 霊　夢　そうなんだ。曝露あり群，なし群での発症率が求められなくても計算できるのがオッズ比のいいところなのね。

比と差の違い

 霊　夢　ねぇ，新治療・旧治療の比較にしても薬剤曝露の比較にしても，対象は母集団そのものじゃなくて標本よね。そうすると，母平均が母集団における平均値であるように，母集団におけるオッズ比，つまり母オッズ比というものを考えることもできるの？　さらに母オッズ比の点推定値は，標本におけるオッズ比と同じなのかしら？

 魔理沙　慣れてきたね。答えはどちらもイエスだ。

霊　夢　私だって成長するのよ。問題は区間推定なんだけど……考えて
みると，何か，こーやって，こーなって，うまーく言えないけど，オッ
ズ比の空間が歪んでいるような印象を受けるのよ。オッズ比の 0 と 1 の
間の密度が濃いというか，何といえばいいのかしら。

 魔理沙　言葉足らずだが言いたいことはわかる。そして，気がついたこ
とが立派だ。**2 群を比較するときは，比と差がよく用いられる。使い方
や解釈に違いがある**から整理しよう。下の表に沿って順番に説明しよう。
霊夢の違和感も最後に解消されるぞ。

統計値	取れる範囲	両群が同等	平均の計算	相補的関係	軸の使い方
差	$-\infty \sim \infty$	差 = 0	相加平均	符号反転	線形スケール
比	0 〜 ∞ （ゼロより大きい）	比 = 1	相乗平均	逆数	対数スケール

 魔理沙　まず，**差は $-\infty \sim \infty$ の範囲のどの値にもなりうるが，オッズ比
はゼロより大きい**。

 霊　夢　えっ，そうかな？　オッズ比が負の値にならないのはそうだと
思うわ。だけど，次のような場合は比がゼロになるんじゃない？　定義
に従うとオッズ比＝ 0 × 97/100/3 ＝ 0 よね。

	死亡（イベント）	生存（非イベント）
新治療	0	100
旧治療	3	97

オッズ比＝0×97/100/3＝0（？）

 魔理沙　よく気がついたな。確かに，オッズ比の定義である計算式に従
うとそうなる。しかし，**クロス集計表の 4 つのセルのなかに 1 つでもゼ
ロがあるときは，オッズ比を計算しないことになっている**。定義のとこ
ろで説明が不足していて申し訳ない。

 霊　夢　一本取ったわ。

 魔理沙　先ほど，イベントと非イベントを入れ替えるとオッズ比は逆数
になると説明した。しかし，この例でイベントと非イベントを入れ替え

ると，オッズ比が無限というか，ゼロで割ることはできないから定義されない，という状態になってしまう。

	生存（イベント）	死亡（非イベント）
新治療	100	0
旧治療	97	3

オッズ比＝100×3/0/97＝∞（?）

 霊　夢　でも，実際このような観察結果になることはあるはずよ。どうするの？

 魔理沙　**4つのセルのなかで1つでもゼロがあるときは，連続補正（continuous correction，ゼロセル補正ともいう）として，全部のセルに0.5を加えてからオッズ比を計算する**。理論的根拠は難解なので，習慣または定義だと思ってそのまま実行してほしい。

 霊　夢　習慣ってずるい言葉よね。偉いおじさんの常套句のようで嫌いだわ……。

 魔理沙　うっかり説明し始めると，数式がだらだら続いてしまうからな。今日のところは勘弁してくれ（汗）。

 霊　夢　とにかく，0.5を加えて計算すると次のようになるのね。

	死亡（イベント）	生存（非イベント）
新治療	0.5	100.5
旧治療	3.5	97.5

⇐入替⇒

	生存（イベント）	死亡（非イベント）
新治療	100.5	0.5
旧治療	97.5	3.5

オッズ比＝0.5×97.5/100.5/3.5＝0.139　　オッズ比＝100.5×3.5/0.5/97.5＝7.215

0.139×7.215＝1

 霊　夢　補正後のデータだとゼロで割るエラーも生じないので，イベントと非イベントの入れ替えもスムーズね。

 魔理沙　というわけで，説明が長くなったが，オッズ比はゼロより大きい実数になる。次に覚えてほしいのが，**両群が同等のときにオッズ比は1になることだ**。これも定義より明らかだろう。

	死亡（イベント）	生存（非イベント）	オッズ
新治療	60	140	60/140 = 0.43
旧治療	30	70	30/70 = 0.43

オッズ比＝60×70/140/30＝1

 魔理沙　もちろんこの場合，2値のアウトカムのどちらをイベントとしてカウントしてもオッズ比は1になる。

	生存（イベント）	死亡（非イベント）	オッズ
新治療	140	60	140/60 = 2.3
旧治療	70	30	70/30 = 2.3

オッズ比＝140×30/60/70＝1

 魔理沙　母平均のときは同等で差がゼロだったけど覚えているか？

 霊　夢　貧血の治療前後のヘモグロビン値では，治療前後で差がないという帰無仮説は，変化値＝前後差＝0だったわ（p.118）。

 魔理沙　いい感じだね。基準になる数字が差と比で違う。比は1が基準・中立・変化なしだ。

 霊　夢　比とか倍率とかって普通に考えてそうなるはずよね。おまんじゅうの数が2倍になったら嬉しいし，0.5倍になったら悲しい，1倍になっても変わらない。

 魔理沙　そうそう，その感覚だよ。比は，日常生活で使う「○倍」の考え方ととても似ている。ヘモグロビンが3 g/dL上がり，3 g/dL下がると元どおりになる。これは差だ。一方，まんじゅうは2倍になってから0.5倍になると元どおりになる。差は符号を逆にすると相補的な関係になるが，○倍や比は逆数と相補的だ。これは平均の計算法に直結する。＋3 g/dLと－3 g/dLの平均は0 g/dLになるので，変化なしだ。いわゆる普通の平均を「相加平均」とよぶことは覚えているか？　ちなみに2倍と0.5倍の平均は「相乗平均」を用いるので1.0倍になる。

 霊　夢　比の平均なんて使うことあるの？

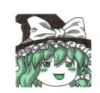 **魔理沙** いずれ霊夢もメタアナリシスを学ぶが，**メタアナリシスは重み付き平均なので，平均の求め方が重要になるぜ**。メタアナでは比の平均も考えるけど，いわゆる平均である相加平均ではなく，相乗平均を使う。

 霊　夢 それまでに相乗平均に慣れておくわ。それから対数スケールについても教えて！

 魔理沙 グラフの軸，X軸とかY軸の書き方には**線形スケール**と**対数スケール**がある（**図2**）。線形スケールは，いわゆる普通の目盛りがついていて，グラフの**目盛り間の「差」が等しい**。一方，対数スケールは**目盛り間の「比」が等しい**。1目盛ごとに2倍とか10倍になる。比は対数スケールで考えないといけないのに，これを線形スケールで考えると混乱してしまう。**オッズ比を考えるときも，0.1と1.0は0.9の「差」があるのではなく，10倍違うと考えること**。0.1と1.0の違いは1.0と10の違いと同等だ。たまに比を線形スケールで記載している論文があるが，私は好きではない。美しくないから。霊夢はさっきうまい表現をしたが，**比を線形スケールで表現されると空間が歪んで感じられてしまう**。

 霊　夢 オッズ比とリスク比の使用頻度のグラフ（p.180）では，Y軸に対数スケールを使ってたわ。

 魔理沙 使用件数が指数関数的に増えていたからね。「毎年◯件増加」が続くなら線形スケールでいいけど，「毎年◯％増加」とか「毎年◯倍に増加」が続くなら対数スケールを使ったほうがいいぞ。

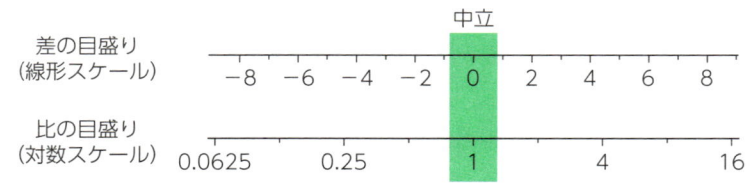

図2　線形スケールと対数スケール

母オッズ比の推定・検定

 魔理沙　オッズ比の便利さがわかったところで，霊夢が言ってくれた母オッズ比の点推定と区間推定を考えようか。母集団におけるオッズ比が母オッズ比だな。

 霊　夢　では，母オッズ比の点推定は標本オッズ比かしら？

 魔理沙　ナイスだぜ。

母平均（母集団の平均値）の点推定値＝標本平均
母オッズ比（母集団のオッズ比）の点推定値＝標本オッズ比

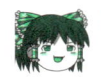 霊　夢　そしたら，標本をもとに母平均の区間推定をしたように，標本から母オッズ比の区間推定をすることもできるのよね。ただ，区間推定で95％信頼区間を計算するには標準偏差と標準誤差が必要よね（p.155参照）。どうやってオッズ比の標準偏差を求めるのか見当もつかなくて。

 魔理沙　オッズ比の標準誤差は標準偏差を使わずに次の式で求める。

	イベント	
	あり	なし
介入群	a	b
コントロール群	c	d

標準誤差＝$\sqrt{(1/a + 1/b + 1/c + 1/d)}$

一般的な標準誤差

 魔理沙　母平均の標準誤差，いわゆる SEM（standard error of the mean）を求めるのに標準偏差を使ったが，他の統計値の場合は必ずしも標準偏差を必要としないんだ。母比率でも似たような話が出たな（p.162）。

霊　夢　標準誤差の定義が変わるの？

 魔理沙　変わるように見えるかもしれないけど，**標準誤差の一般的な定義は「標本から計算される統計量の標準偏差」で変わっていないぜ**。標準誤差は，対象とする統計量によってそもそも計算式が異なるんだ。

統計量	標準誤差のよび方	標準誤差を求める計算式	スケール
平均値	平均値の標準誤差（SEM）	標準偏差 $/\sqrt{N}$ ＝偏差の二乗平均の平方根 $/\sqrt{N}$	線形スケール
割合・比率	割合・比率の標準誤差	$\sqrt{(P(1-P)/N)}$	線形スケール
オッズ比	オッズ比の標準誤差	$\sqrt{(1/a + 1/b + 1/c + 1/d)}$	対数スケール

 霊　夢　標準誤差といわれると，平均値の標準誤差を想像してしまうわ。

 魔理沙　総論では一番わかりやすい「平均値の標準誤差」に限定して説明していたからな。

 霊　夢　確かにそうね。定義が変わったのではなく，一般化されたということね。

 魔理沙　そして，この標準誤差の使い方だけど，「比」の場合は線形スケールではなく対数スケールに対応しているので注意してほしい。

Advanced

　母オッズ比の点推定値は，母平均と同じように正規分布する。しかし，この正規分布はオッズ比を対数変換したときに左右対称のベル型に見える。標準誤差も「オッズ比」ではなく「対数オッズ比」において解釈される。次の例は，母オッズ比の点推定値が2で，標準誤差が1の場合である。次ページの図Aでは底を2にしている。母オッズ比＝2を対数変換すると対数母オッズ比＝1になり，ここを中心に左右対称に分布する。

　この例ではZ検定は次のように考える。オッズ比の基準はオッズ比＝1，すなわち対数オッズ比＝0になり，Z＝-1に相当する。Z＝-1の下側確率は16%なので，P＝0.32となる。

　別の例で，オッズ比2.0（95%信頼区間1.41〜2.82）をZ検定してみる。底＝2で対数変換すると，対数オッズ比＝1（95%信頼区間0.5〜1.5）になる。標準誤差＝(1.5 - 0.5)/2/1.96 ≒ 0.25。$|Z|$ ＝ 1/0.25 ＝ 4 > 3.3なのでP < 0.001になる。

　先ほどの正規分布図を対数変換せずに線形スケールで表現すると，図Bのように左右対称性が失われ，標準誤差も解釈が困難になる。

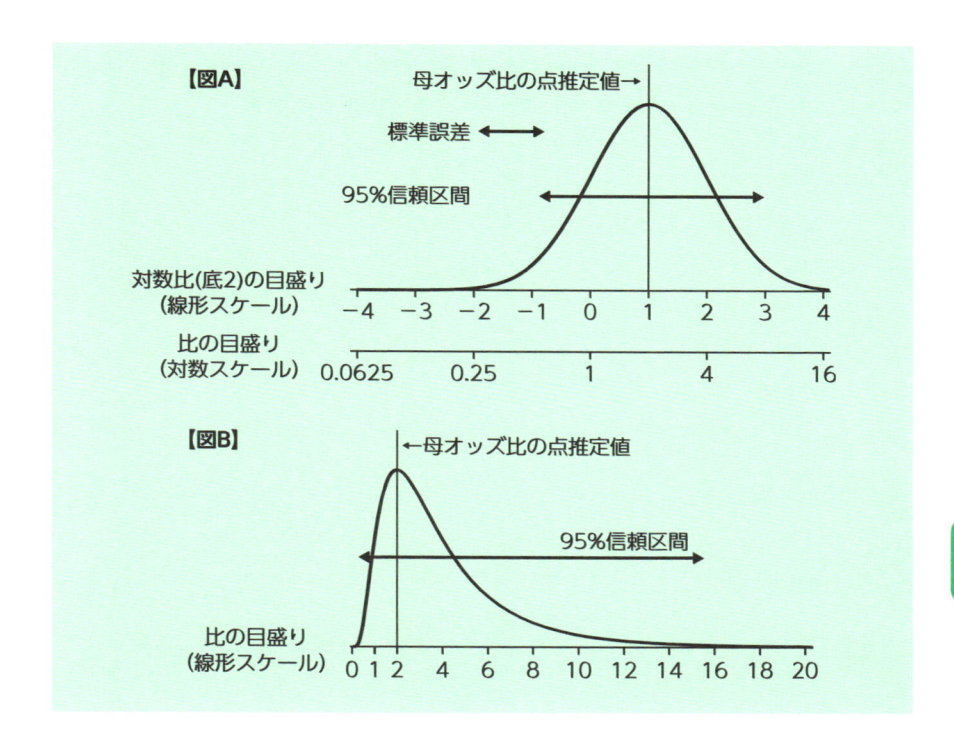

 霊　夢　対数とかよくわからないんだけど……。

 魔理沙　対数化がピンとこなくても，とりあえず統計ソフトが 95％信頼区間を計算してくれるから大丈夫だよ。あとは，オッズ比をグラフに書くことがあったら，ぜひ対数スケールを検討するんだな。統計ソフトで指定すれば，簡単に切り替えられることが多いぞ。

　　では，オッズ比の検定の練習だ。オッズ比 2.0（95％信頼区間 1.0〜4.0）の P 値は？

 霊　夢　いきなり難問ね。

 魔理沙　以前，母平均の 95％信頼区間の上限か下限が 0 の場合，|Z| ＝ 1.96 で P ＝ 0.05 になると説明した（p.120）。|Z| は Z 値の絶対値だ。

 霊　夢　今回の 95％信頼区間には当てはまらないわ。

魔理沙　オッズ比の場合，このルールは修正されて，95％信頼区間の上限か下限が 1 の場合，|Z| = 1.96 で P = 0.05 になる。

 霊　夢　95％信頼区間が 0 をまたがないと P < 0.05 で有意差がつくんだっけ？

 魔理沙　これは本質的には「95％信頼区間が『中立点』をまたがないと P < 0.05 で有意差がつく」という意味だ。比の場合は 1 が中立点だよな。

 霊　夢　まんじゅうが 1 倍になっても変化がないわ。

 魔理沙　なので，比の場合は「95％信頼区間が 1 をまたがないと P < 0.05 で有意差がつく」と考えてほしい。

 霊　夢　へぇーー。

 魔理沙　へぇー，じゃない。考えればわかるだろう。

 霊　夢　そうか，差では 0 が同等を意味したけど，比では 1 が同等なのね。まんじゅうが 1 倍になっても嬉しくも悲しくもないのでした。そういえば，対数変換の底は何を使えばいいの？

 魔理沙　対数変換の底は何でもよい。使いやすい数字で。変換後の縮尺が変化するだけで本質は変わらないからな。

Advanced

比の対数化をする際，底は何でもよい。ただし，ネイピア数 e = 2.72 による自然底対数が用いられることが多い。

 霊　夢　ちょっと難しいけど，オッズ比は対数変換して Z 検定するのね。

 魔理沙　N が多いときの近似計算に Z 検定は便利なんだ。ただ実務上は，オッズ比を検定する場合には，Z 検定ではなくフィッシャーの正確確率検定か χ^2 検定を用いることがほとんどだぜ。

Point

- オッズ比はロジスティック回帰分析と相性が良い。
- リスク比と違い，オッズ比ならイベント率が高いときでも治療効果の差を表現できる。
- 差は，$-\infty \sim \infty$ の範囲を取り，0 が同等を意味し，平均は相加平均を用い，符号反転で相補的関係となり，線形スケールと相性が良い。
- 比は，$0 \sim \infty$ の範囲を取り，1 が同等を意味し，平均は相乗平均を用い，逆数が相補的関係となり，対数スケールと相性が良い。
- 母オッズ比の推定を考えるときは対数化する。

4 フィッシャーの正確確率検定と χ^2 検定

クロス集計表の検定

 魔理沙 （前回から続く）オッズ比にＺ値・Ｚ検定を用いる場合は，対数オッズ比とその標準誤差を扱ってＰ値を求めることになる。一方，**フィッシャーの正確確率検定と χ^2 検定はクロス集計表を直接扱ってＰ値を求めるんだ**。なお，χ はギリシャ文字で「カイ」と読む。アプローチがまったく異なるが，ある程度Ｎが大きくなると計算されたＰ値は近似する。

 霊　夢 Ｐ値って絶対的な真実のような印象をもっていたけど，Ｐ値の算出方法もいろいろあるのね。

 魔理沙 抗体検出にも ELISA，ウェスタン，沈降法，免疫染色などいろいろあるだろう。

 霊　夢 フィッシャーの正確確率検定と χ^2 検定はどちらがいいの？

 魔理沙 いい質問だね。**フィッシャーの正確確率検定は，名前のとおり正確なＰ値を算出する。χ^2 検定はその近似計算だ。**

 霊　夢 だったら，正確なフィッシャーがよさそうね。

 魔理沙 自分で解析を行うときは常にフィッシャーの正確確率検定を使うというスタンスでも問題ない。ただ，χ^2 検定は計算が簡便で，近年の急速なコンピューターの進歩以前から広く使われていた。歴史的経緯から χ^2 検定のほうが利用率の高い印象があるぜ。霊夢が χ^2 検定を使わなくてもまったく問題ないぞ。だが，霊夢が読む論文では χ^2 検定が使われていることも多いので，χ^2 検定の名前を知っておくことは必須だ。

χ^2 検定を知らずに統計を学んだと口にしたら，さすがにバカにされる
ぞ。また，統計ソフトによってはフィッシャーの正確確率検定と χ^2 検定
から選択を求められるかもしれない。統計ソフトによっては χ^2 検定しか
できないこともある。

霊　夢　パソコンがこんなに進歩しても計算が大変なくらい，フィッ
シャーの正確確率検定は計算が難しいの？

魔理沙　いまのコンピューターなら瞬殺だ。計算量というよりは，ソフ
トを作っている人の好みの問題だな。

霊　夢　好み，ですか。

魔理沙　例えば，Excel にはフィッシャーの正確確率検定を行う関数はな
いけど，χ^2 検定の関数はある。実測値から予測値（期待値）を自分で計
算するので，χ^2 検定がよく理解できる。試してみようか。

霊　夢　実測値と予測値って何なの？

魔理沙　χ^2 検定の帰無仮説は？

霊　夢　……。

魔理沙　では，クロス集計表の帰無仮説は覚えているかい。

霊　夢　縦と横に関連がない。あるいは，縦と横が独立である（p.175）。

魔理沙　**表 1** は，ある治療の有無で死亡率がどう変わるかの 2 × 2 クロ
ス集計表だ。実際に観察された人数が「実測」だ。実測を見てもらうとわ
かるように，治療あり群では死亡率が減少している。

霊　夢　治療あり群では死亡率が 50/150 = 33％，治療なし群の死亡
率は 50/75 = 67％ね。

魔理沙　オッズ比は計算できるかい？

霊　夢　50 × 25/100/50 ＝ 0.25 ね。

 魔理沙　そうだな。実測の緑色部分に注目してみよう。治療あり患者と治療なし患者は，全患者 225 人の 66.7％と 33.3％を占めているな。さらに，死亡患者が全体の 44.4％，生存患者が全体の 55.6％を占めている。これらの割合は実測の値から求められたものだが，今度はこの割合から各セルに入る値の予測をしよう。それが**表1**の期待値の表になる。太枠で囲まれた部分だ。これは単なる期待値ではなく，2 要因の期待値だ。

 霊　夢　……期待値ってどういうことだっけ？

 魔理沙　例えば，70％の人がアイスをもらえて，残りの 30％はチョコレートをもらえるとする。全部で 200 人いたとすると，アイスをもらえるのは何人だ。

 霊　夢　140 人ね。余裕よ！

 魔理沙　そこでだ，アイスもチョコも，80％がミルク味で，残りの 20％がイチゴ味だ。ミルク味のアイスをもらえるのは何人だ。

表1　治療の有無と死亡率（Excel 画面）

◢	A	B	C	D	E	F	G
1	【実測】						
2		死亡	生存	合計	％		
3	治療あり	50	100	150	66.7％		= CHISQ.TEST(B3:C4,B10:C11)
4	治療なし	50	25	75	33.3％		
5	合計	100	125	225	100.0％		
6	％	44.4％	55.6％	100.0％			
7							
8	【期待値】						
9		死亡	生存	合計	％		
10	治療あり	67	83	150	66.7％		
11	治療なし	33	42	75	33.3％		
12	合計	100	125	225	100.0％		
13	％	44.4％	55.6％	100.0％			

霊　夢　えっと，200 × 0.7 × 0.8 = 112 人ね。

 魔理沙　これと同じことをクロス集計表で考えるんだ。**「縦と横に関連がない」（治療の有無と生存・死亡に関連がない）という帰無仮説の下で，緑色部分の割合から太枠の 2 × 2 クロス集計表を推定した数字が期待値だ**。例えば，期待値の表における「治療あり，死亡」は 225 人 × 66.7% × 44.4% = 67 人になる。67 人が求まれば，太枠内の残り 3 つセルも自動で求まるよな（これに関する詳細は p.177 の自由度の解説参照）。

 霊　夢　期待値の表では，死亡群でも生存群でも治療ありとなしの比が 2：1 になってるわ。また，どちらの治療群でも死亡：生存が 4：5 の比率になっているわね。

 魔理沙　緑色部分の比率と同じだよな。今回は 2 × 2 クロス集計表だが，大きなクロス集計表でも考え方は同じだな。

 霊　夢　以前例に出てきた，日本の各地方と血液型のクロス集計表を思い出したわ。

 魔理沙　フィッシャーの正確確率検定も χ^2 検定も，**「縦と横に関連がない」という帰無仮説の下で計算された期待値の表と比べて実測の表がどれだけ偏っているか，言い換えれば両者がどれだけ乖離しているかを検定する**。実測値が期待値より一定程度乖離している場合には帰無仮説が棄却され，「縦と横は関連あり」といえることになる。Excel で χ^2 検定を行うときは，G3 セルのように入力すれば P 値が算出される。さっきも言ったように，フィッシャーの正確確率検定は Excel では行えない。

 霊　夢　やっぱり，両方の検定方法を知っていると便利なのね。

 魔理沙　予測値（期待値）の表を一度自分で書いて，実測の表と比較するとクロス集計表検定への理解が深まるぞ。ただし，実務上は自分で予測値の表を作ることはほとんどない。多くの統計ソフトは，自動で期待値の表を作ってくれる。解析したときに P 値だけでなく期待値の表も眺めて理解できるとベストだ。

 霊　夢　フィッシャーの正確確率検定や χ^2 検定はどんな計算式で P 値を求めるの？

第6章

2 × 2 クロス集計表

魔理沙　知的好奇心は立派だが，現時点では計算式を考えないことにしよう。他にも優先して学ぶべきことはたくさんあるからな。

 霊　夢　実はその言葉を期待してたのよ。

 魔理沙　χ^2 検定について補足説明をすると，N が少ないときにはフィッシャーの正確確率検定の P 値から乖離する。N が少ないときに近似式の性能が落ちるのはお約束だが，χ^2 検定は，総患者数ではなく最も数の小さいセルの数字が小さいほど誤差が出やすい。

 霊　夢　というと……？

 魔理沙　4 つのセルのうち，最も大きな値が 100 だろうが 10 だろうがあまり影響はない。しかし，最も小さい数字が 10 でなく 1 の場合，誤差がものすごく増える。オッズ比の標準誤差の式を思い出してほしい。この式では，a，b，c がどんなに大きくても，d がゼロだと無限に発散してしまう。

$$標準誤差＝\sqrt{(1/a + 1/b + 1/c + 1/d)}$$

 霊　夢　1 つでも「とても小さい数字」があると χ^2 検定は不正確なのね。

 魔理沙　a〜d のなかで 5 未満の数字があるときは，χ^2 検定の結果を修正するためにイェーツ（Yates）の補正を行う。イェーツの補正の方法は知らなくてもよいが，名称は覚えておくこと。統計ソフトで χ^2 検定を行うときにイェーツの補正の選択肢が出てきたら，5 未満のセルの有無で判断をする。5 未満のセルがあるときには自動でイェーツの補正を行うソフトもある。

 霊　夢　了解！

 魔理沙　2 × 2 よりも大きいクロス集計表でも，フィッシャーの正確確率検定と χ^2 検定の使い方は同じだ。もっとも，医学研究では 2 × 2 クロス集計表がほとんどだ。変数の区分が 3 つ以上あるときは，名義変数と順序変数の区別に気をつけるんだね。

霊　夢　変数の種類はさんざん習ったので，もう大丈夫よ。

 魔理沙　では実演問題だ。

 霊　夢　問題解決は私のお仕事よ。

 魔理沙　次の Excel の表を χ² 検定するにはどうすればいいかな？

◢	A	B	C
1		副作用あり	副作用なし
2	プラセボ	300	100
3	薬剤低用量	100	300
4	薬剤高用量	300	100

 霊　夢　まず，これは実測データですね。各区分の割合を計算して，予測値（期待値）の表を作り，「CHISQ.TEST」関数を使えばいいのよね。

 魔理沙　くっくっく，引っかかったな。

 霊　夢　えええっ!!

 魔理沙　プラセボ，低用量，高用量の 3 つの治療の間には薬剤量が「プラセボ（＝ 0）＜低用量＜高用量」の関係が成立する。これは順序変数なので，χ² 検定を使うべきではない。χ² 検定は二値変数と名義変数の組み合わせによる「典型的なクロス集計表」（p.172）に使うんだね。

 霊　夢　ぐぬぅぅーー。

 魔理沙　このクロス集計表では低用量群で最も副作用が少ないように見える。フィッシャーの正確確率検定か χ² 検定で検定すると P ＜ 0.001 となり，有意差ありとの結果になってしまう。しかし，副作用の出現率には常識的に考えて用量反応性がある。つまり，プラセボで副作用が最も少なく，高用量で最も副作用が多いという結果が予測される。

第 6 章

2 × 2 クロス集計表

用量が増えるにつれ副作用が増えるかどうか，という順序関係を前提に検定しないといけない。

Advanced

　本文で示した薬剤投与と副作用に関する表は，χ^2検定でなく**コクラン・アーミテージ検定**を用いるのが正しい。プラセボと薬剤高用量の副作用発現率が同等なので，コクラン・アーミテージ検定では「3群間で用量の順序と副作用率に関連がない」という帰無仮説を棄却しない。直感的に考えても，プラセボと高用量で副作用率が同じなら，用量反応性を欠き，薬剤副作用ではないように感じられる。

　次の表にχ^2検定を適用すると先ほどとまったく同じ結果（$P < 0.001$）になるが，これはコクラン・アーミテージ検定でも有意差がつく。直感的に考えても，高用量群でのみ副作用が激増するなら，副作用リスクのある薬だと思われる。

	A	B	C
1		副作用あり	副作用なし
2	プラセボ	100	300
3	薬剤低用量	100	300
4	薬剤高用量	300	100

魔理沙　さぁ，気を取り直してリスク比に行こう。

Point

- 2 × 2 クロス集計表の検定にはフィッシャーの正確確率検定か χ^2 検定を用いる。
- フィッシャーの正確確率検定と χ^2 検定は，大きなクロス集計表にも使えるが，順序変数は扱えない。
- フィッシャーの正確確率検定と χ^2 検定は，2 × 2 の両因子に関連がない（独立である）という仮定から期待値を求め，期待値と実測値の乖離を評価する。
- フィッシャーの正確確率検定は常に正確な P 値を求めることができる。
- χ^2 検定は P 値の近似値を求めるが，2 × 2 表の 4 つのセルのうち 1 つでも 5 未満の場合はイェーツの補正を行う。

5　リスク比

リスク関連指標がたくさん……

 魔理沙　（前回から続く）リスク比の定義については p.181 で説明したとおりだ。何か例を出せるかな？

 霊　夢　例の早期脳腫瘍手術試験の抄録（p.16）から 2 × 2 集計表を作成してみたわ。

> 結果：早期脳腫瘍患者の手術群では，経過観察群と比べて 5 年生存率が改善した（手術群 99/140（71%）。経過観察群 79/160（49%）。オッズ比 2.48，95%信頼区間 1.53〜4.00，フィッシャーの正確確率検定 P < 0.001）。

	死亡	生存	合計	生存率 =生存リスク	死亡率 =死亡リスク
手術	41	99	140	71%	29%
経過観察	81	79	160	49%	51%

 魔理沙　死亡のリスク比は？

 霊　夢　手術群の死亡リスクが 29%，経過観察群の死亡リスクが 51% なので，リスク比は 29%/51% で 0.58 ね。

 魔理沙　しっかり理解しているな。相対リスクとかリスク差はわかるか？

 霊　夢　リスク関連の指標はそんなにたくさんあるのかしら？

 **魔理沙** 「リスク」と付く指標がたくさんあるのでまとめておくよ。

> 介入によりリスクが 51% から 29% に低下するとき：
> ・リスク比 (risk ratio) ＝相対リスク (relative risk)：29%/51%
> ・リスク差 (risk difference) ＝絶対リスク差 (absolute risk difference) ≒絶対リスク減少 (absolute risk reduction)：51% － 29%
> ・相対リスク減少 (relative risk reduction)：(51% － 29%) /51%

Advanced

　risk ratio と relative risk はどちらも略語の RR が用いられるが，結局同じ意味である。risk ratio や relative risk は死亡のように 1 人 1 回のイベントには便利だが，入院回数や発作回数のように 1 人で複数回経験するイベントの場合，2 回目以降を無視してしまうので，1 回も 20 回も同じである（0 回の人と 1 回以上の人に二分する）。
　rate ratio は同一患者の複数イベントをカウントして比較できる便利な指標であるが，これも略語が RR となるので，risk ratio や relative risk と誤解しないように注意すること。

 魔理沙 次の質問だ。先ほどの 2 × 2 クロス集計表から，もう一つ別のリスク比が計算できるけどわかるか？

 霊　夢 ここに示されるリスクは 5 年以内の死亡率だけよ。

 魔理沙 リスクというとネガティブな響きがあるが，ポジティブなアウトカムについてもリスクという言葉が使われる (p.181 参照)。そして，リスク比を計算するときはアウトカムのどちらにフォーカスすることも理屈上は可能だ。今回の例でいえば，手術により生存率が 49% から 71% に増加している。さあ，生存についてのリスク比を計算してみよう。

 霊　夢 71%/49% ＝ 1.45。

 魔理沙 2 × 2 クロス集計表からは常に 2 つのリスク比が計算できる。対になっているので，片方が好ましいアウトカムなら，他方は好ましくないアウトカムになるぜ。介入がアウトカムに何ら影響を与えないときはリスク比が 1 になる。そうでないときは，片方のリスク比が 1 より大

きく，他方が1より小さくなる。当然だね。

霊　夢　今回でいえば，手術により死亡リスクは低下し，生存リスクは増加しているのね。

魔理沙　論文を読むときには，どちらのアウトカムに注目しているのかに注意すること。論文を書くときは，どちらのアウトカムに注目しているのかを明示すること。意味が逆になるからな。標本におけるリスク比はこれくらいでいいだろう。

母リスク比の推定・検定

魔理沙　次は母集団におけるリスク比の推定，母リスク比を説明しよう。母平均，母オッズ比と同様，リスク比も得られた標本から母リスク比の点推定値や区間推定を求めることができる。95％信頼区間の計算には標準誤差が必要だが，リスク比の標準誤差は次の式が知られている。

	イベント	
	あり	なし
介入群	a	b
コントロール群	c	d

標準誤差 $= \sqrt{(1/a - 1/(a+b) + 1/c - 1/(c+d))}$

霊　夢　オッズ比の標準誤差と似てるのね。

魔理沙　そもそもリスク比とオッズ比の定義が似ているからな。この場合の95％信頼区間は比なので，オッズ比と同様に対数スケールで考えること。注意事項はほぼオッズ比と同様なので割愛する。実際の計算はソフトに任せていいぞ。

霊　夢　検定は？

第6章　2×2クロス集計表

魔理沙　フィッシャーの正確確率検定と χ^2 検定は，オッズ比ではなく2×2クロス集計表に対して適応していたよな。だから，リスク比の表示の横に，フィッシャーの正確確率検定や χ^2 検定の P 値を添えることは問題ない。N が大きいときにオッズ比に Z 検定を用いたように，リスク比に Z 検定を使うことも一応できる。

 霊　夢　リスク比の説明はさっぱりしているのね。

 魔理沙　オッズ比の説明と重複するところが多いからな。

 霊　夢　魔理沙ってオッズ比推しよね。私もリスク系の指標はあまり使わないことにします。

 魔理沙　いやいや，リスク系の指標にも大切な使いどころがあるのでこれから説明しよう。

Point

- リスク比，リスク差の違いを理解する。
- ポジティブなアウトカムについてもリスクという言葉が使われる。
- リスク比の横に，フィッシャーの正確確率検定や χ^2 検定の P 値を添えてもよい。

6 リスク差

リスク差の使いどころ

 魔理沙　（前回から続く）リスクの長所を話そう。リスクのメリットの1つ目は霊夢が何度も言っているように，わかりやすさだ。

 霊　夢　私もオッズと聞いたとき，何だ？　って思ったの。

 魔理沙　オッズはどうしてもわかりにくい。オッズ比の大きなメリットは，ロジスティック回帰による多変量調整が可能なこと，リスクが50%を超えて高いときでも治療効果を表現できること，イベントがまれな場合に症例対照研究（ケース・コントロール研究）が可能なことだ（p.189参照）。裏返すと，**多変量解析による調整が不要で，リスクが高すぎも低すぎもしないときはリスクのわかりやすさが重宝されるな。**

 霊　夢　リスクが高すぎるとか低すぎるというのは，どのくらいを指すの？

 魔理沙　リスクが50%を超えるとリスク比が使いにくくて，オッズ比が使いやすい印象かな。それから，リスクが0.01%を下回ると，普通のコホート研究やRCTとしてはイベントが少なすぎるので，症例対照研究の古典的な適応だぜ。前向きRCTだと，イベント率が5%から95%の間にあることが多いかな。イベント率が1%以下のアウトカムは両群で差がつかないからRCTでは好まれないんじゃないかな。一方，疫学分野や行政分野はイベント率が0.1〜1%程度でのアウトカムも対象にする傾向にある。

 霊　夢　研究デザインとイベント率，統計指標の選択は密接に関連するのね。

魔理沙　疫学や行政分野はおのずと N が大きいから，リスクが低くても解析対象になるんだ。例えば厚生労働省のある報告によると，「令和 4 年度の死亡率（人口千対）は 12.9 で，前年の 11.7 より 10％上昇している」。この記述にはリスク比という言葉は使われていないが，リスク比で言い直してみるとどうなる？　ちなみに，人口千対とは人口 1,000 人あたりの発生件数で，全死亡者数 / 全人口に 1,000 を掛けたものになる。

 霊　夢　全人口で考えるなら× 1,000 を外せばいいのね。「令和 3 年度の死亡リスクは 0.0117 だったが，令和 4 年度には死亡リスクが 0.0129 になり，リスク比が 1.1 である」という記述と本質的にまったく同じだわね。令和 4 年度の日本人の死亡リスクは 0.0129 ≒ 1.3％程度ね。

 魔理沙　では，オッズ比で示してごらん。

(/ 人口千人)	死亡	生存
令和 4 年度	12.9	987.1
令和 3 年度	11.7	988.3

 霊　夢　こっちは全数データでなく人口千人あたりだけど，問題あるかな？

 魔理沙　結局，全セルに同じ係数を掛けているだけだから問題ない。

 霊　夢　そしたら，オッズ比＝ 12.9 × 988.3/987.1/11.7 ＝ 1.10 ね。発生率が低いのでオッズ比はリスク比 1.1 をよく近似しているわ。

 魔理沙　新聞記事にオッズ比を使うなら，どのように書く？

 霊　夢　令和 4 年度の死亡オッズは 12.9/987.1 で 0.013 であり，オッズ比というのはリスク比の近似であり……何かわかりにくいね。

 魔理沙　霊夢も前々から気がついていたように，国民一般に伝えるメッセージとしては素直にリスクである死亡率を使うほうがはるかにわかりやすい。霊夢のように統計を学びたいなどという殊勝な人間は，日本のなかでも極めて例外的な存在だ。9 割以上の日本人は一生オッズやオッ

ズ比などを計算しないし，理解しない。

霊　夢　お褒めにあずかり恐縮だけど，まぁ普通はオッズ比なんて知らないわよね。

魔理沙　これがリスク比なら簡単だぜ。「リスク比」という概念を教室で学んでいなくても，「死亡率が10％増加した」と言えば素人でもわかる。そして多変量調整のないリスク比で十分なことも多い。

霊　夢　えっ？　魔理沙は多変量解析の重要さについて，あんなに熱弁を振るっていたじゃないの。

魔理沙　**因果関係を知るためには多変量解析は重要だよ。観察研究における解析で新薬を使ったら死亡率が下がった場合なら，多変量解析の厳密性が求められる。だけど，「理由はわからないけど死亡率が下がった」で十分なときも多いんだぜ。**

霊　夢　そうかしら？

魔理沙　令和4年度に前年度比で死亡率が上昇したのにはさまざまな要因がある。まずは高齢化だろうな。日本は世界有数の長寿国だ。そして新型コロナウイルス感染症の影響もあるかもしれない。諸条件を調整していないので，「令和4年度の医療状況は令和3年度より質が低下している」などと因果関係を単純に結論づけることはできない。しかし，国の政策を決めるうえで，単純に死亡率が上昇しているという事実だけでも有用なことも多い。

霊　夢　どのように有用なの？

魔理沙　コロナ禍の海外で起こったように，火葬場が足りなくて食品用冷凍庫に死体を詰め込むような惨劇は何としても避けたいよな。死亡率が上がったなら，行政は葬儀場の支援策を打ち出すかもしれない。葬儀業者に補助金を出したりね。この場合，原因が何であれ，死亡率の上昇が確認できればとりあえずの政策が決められるぜ。

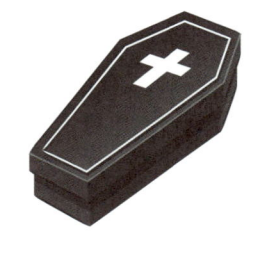

霊　夢　多変量解析により死亡率が上昇した厳密な理由を特定しなくても，死亡率が上がっていること自体で火葬件数に直結するわね。

 魔理沙　死亡率が上昇しているという事実は，行政の意思決定において非常に重要なデータになる。

 霊　夢　リスク比は一般人にも理解しやすく，簡潔に情報を伝えるのに役立つのね。

 魔理沙　リスク比は直接的でわかりやすい比較を提供し，特に公衆衛生や予防医学の分野で広く用いられる。医療政策や公衆衛生上の意思決定，さらには一般の人々に向けた健康情報の伝達においてリスク比は非常に役立つ。リスク比はオッズ比と比較して，特定の状況下ではより直感的で理解しやすい指標となるんだ。もちろん，臨床研究でリスク比を使うことも問題ない。

 霊　夢　オッズ比とリスク比，それぞれの長所を理解して，適切な場面で使い分けることが大切ね。

 魔理沙　いいまとめ方だ。各統計量の特性を理解し，状況に応じて最適なツールを選択する能力は，データを適切に解釈し，有意義な結論を導くうえで非常に重要なスキルだよ。

本当の治療効果

 魔理沙　そして，リスク系の指標を用いる 2 つ目の理由は，リスク差を算出できることだぜ。

 霊　夢　どういうこと？

 魔理沙　例えばだよ，ある難病を予防する新しいワクチンが罹患リスクを 1/20 に下げるとしたら，霊夢はこのワクチンを受けるか？

 霊　夢　普通のワクチンは罹患率・発症率をせいぜい数分の 1 程度に下げるだけよね。1/20 は凄いわ。私は絶対にこのワクチンを受けるわ。

 魔理沙　リスク比で言えば 0.05，オッズ比もこれに近い数字だろう。

霊　夢　早く受けたいわ。どこの病院に行けばいいの？　難病になって苦労するリスクを下げられるなら，一刻も早くワクチンで予防したいわ。予防に勝る治療なしよ。

 魔理沙　こうやってみんなだまされていくんだ。

 霊　夢　ええっ，何言っているの？　罹患の可能性がリスク比 0.05 で減少するのよ。屁理屈言わずに，日本人全員にこのワクチンを打つべきよ！

 魔理沙　落ち着きなさい。リスク比やオッズ比は重要な指標だ。しかし，ここで抜け落ちているのがベースリスクの視点だ。

 霊　夢　というと？

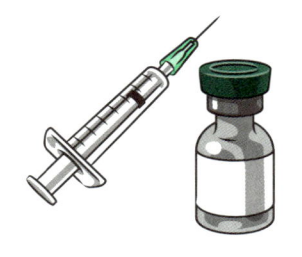 魔理沙　この難病の罹患リスクが 50％で，これがワクチンにより 1/20 の 2.5％に下がるとしたら，多くの人が恩恵を受けることになる。しかし，ワクチンなしでの罹患リスクが 1％，つまり 100 人に 1 人だとしたらどうだろう。ワクチンの効果がどんなに素晴らしくても，恩恵を受けるのはたかだか 100 人に 1 人だ。この例ではワクチンにより罹患リスクが 1％から 0.05％に下がるので，メリットを享受できるのは 2,000 人に 1 人だ。私はベースのリスクについて何も言わずにリスク比，オッズ比の話をしたのに，霊夢はリスク比やオッズ比だけを聞いてワクチンに飛びついたんだ。

 霊　夢　うーん……。

 魔理沙　すべての薬にはコストがある。ワクチンの費用や接種時の人件費だけでなく，患者は副作用のリスクも背負っている。そう考えると，どんなに効果が素晴らしくても，そもそも発症率の低い希少疾患の予防をする必要があるのだろうか，という議論が必要になるぜ。例えば，現代の日本では新規発症が数名程度のハンセン病のワクチンを受けたいと思うか？

霊　夢　確かに……。では，どのように考えればいいの？

 魔理沙　ここで有用な指標が**リスク差**と**NNT**だ。NNT は number needed to treat の略で，一応「治療効果が現れるために必要な患者数」などの訳語があるが，訳語の揺らぎが大きく，「NNT」という略語が日本語でも広く使われている。

	イベント		合計	リスク
	あり	なし		
治療群	a	b	a + b	a/(a + b)
コントロール群	c	d	c + d	c/(c + d)

$$NNT = 1/リスク差 = 1/(a/(a+b) - c/(c+d))$$

 魔理沙　定義の計算式よりも，先ほどの例で計算したほうがわかりやすいかもしれない。ワクチンによって罹患リスクが 50％から 2.5％に下がると，47.5％，すなわち 0.475 のリスク減少となる。1/0.475 ≒ 2 なので，NNT = 2 だな。一方，罹患率が 1％から 0.05％になる場合，0.95％，すなわち 0.0095 のリスク減少にとどまる。NNT = 1/0.0095 = 105 だ。

 霊　夢　この NNT はどう解釈するの？

 魔理沙　NNT = 2 とは，2 人ワクチンを打ったら 1 人発症を予防できるという意味だ。NNT = 105 だと，105 人ワクチンを打たないと 1 人の発症を予防できない。同じ 1/20 のリスク比でも，ありがたみが全然違うだろう。

 霊　夢　確かにそうね。

 魔理沙　**同じリスク比でも，ベースの，つまり無介入時のリスクにより，介入効果が大きく変わるぜ**。この違いをつまびらかにしてくれるのが NNT だ。

 霊　夢　NNT は「リスク」や「期待値」と同じで善のアウトカム，悪のアウトカムの両方に使えるの？

魔理沙　NNTの概念で好ましくないアウトカムの増加や，好ましいアウトカムの減少を評価する場合，NNH（number needed to harm）とよぶ。計算はNNTと同じだ。副作用による死亡が1％生じる場合，NNH＝100になる。

オッズ比・リスク比・リスク差・NNTのどれを使う？

 霊　夢　結局，いままで学んだオッズ比・リスク比・リスク差・NNTのどれを信じればいいの？

 魔理沙　単純にどれが正解とは言えないので，全部を意識して適切な指標を見るべきだね。

 霊　夢　4つとも意識するの？　大変だわ。

 魔理沙　臨床で炎症反応を評価するとき，体温と白血球とCRPを全部チェックするだろう。

 霊　夢　そりゃあ，そうですけど。

 魔理沙　ポイントを挙げるとしたら，NNTやリスク差が大したことないのに，オッズ比やリスク比で結果を大げさに見せているプレゼンが頻繁にあるので注意したほうがいい。「ある難病を予防する新しいワクチンが，罹患リスクを1/20に下げる」というプレゼンに飛びついてはいけない。新薬の効果が大きくないと論文はアクセプトされないし，医師にも処方してもらえないから。予防分野ではイベント発生率がそもそも低いので，どうしてもそんなプレゼンになる。例えば，高血圧患者への新しい降圧薬の処方により5年以内の心筋梗塞がリスク比0.8（95％信頼区間0.75〜0.99，P＝0.04）で低下するとしたら，降圧するべきだろうか？

 霊　夢　P＜0.05で有意差がついているし，みんな処方しそうね。MRさんも「有意に心筋梗塞を減らします！」って鼻息荒く売り込んできそうだわ。

魔理沙　優秀な霊夢も今日は疲れているようだ。総論で話したように，**P値が有意だから新治療に飛びつくというスタンスは全然ダメだ**（p.19）。治療効果がどれだけあるかを考えないといけない。そして，**治療効果はリスク比だけでなく，ベースリスクを考慮すべきだ**。この降圧薬の例で，ある患者が冠危険因子全部盛りで無治療だと5年以内に心筋梗塞を起こす可能性が50%あるなら，NNTはどうなる？

 霊　夢　リスク比0.8だから50%×0.8＝40%で，心筋梗塞発症の絶対リスクが50%から10%減少するので，NNT＝100%/10%＝10になるわ。降圧薬を10人処方すれば1人の心筋梗塞を防げるのね。

 魔理沙　10人処方して心筋梗塞を1回防げるなら，必死に患者を説得して処方すべきだろう。しかし，高血圧以外はリスクがない若年者で，5年以内の心筋梗塞の可能性は1%だとどうなる？

 霊　夢　リスク比0.8だから1%×0.8＝0.8%で，ベースの発症率1%から0.2%のリスク差になるので，NNT＝100%/0.2%＝500ね。

 魔理沙　副作用リスク，薬剤費，通院の負担を考慮すると，はたしてNNT＝500で効果が見合うのか慎重に判断しないといけないな。

 霊　夢　言われてみるとそのとおりだけど，周りの人々からはこういう説明を聞いたことがないわ。

 魔理沙　それは「周りの人々」が不勉強だからだ。霊夢がしっかり理解して周りの人を啓蒙してほしい。**リスク比，オッズ比を見たら，「リスク差はどれくらいだろう？」と想像すること**。論文にリスク差が記載されていなくても，情報を集めて見積もることが重要だ。

 霊　夢　わかったわ！　ところで，リスクが○%下がる，という表現をするけれど，相対リスク減少なのか絶対リスク減少＝リスク差なのかわかりにくいわ。

 魔理沙　ナイスな着眼点だぜ。ちなみに，マスコミは「ポイント」という言葉を絶対差に対して使う。例えば政党支持率が「50%から10%低下した」といわれても，「絶対差が10%で40%になった（リスク差に相当）」のか，「50%に対する相対的に10%低下で45%になった（リスク比に相当）」のかわからない。絶対差であることを示すために，報道では「支持率が10ポイント低下した（リスク差に相当）」と表現する。医学の領域

でも「10％低下した」と言われてもどちらなのかわからないので，リスク差，リスク比のいずれであるのかがわかるようなプレゼンを心がけてほしい。

 霊　夢　わかったわ！

悪魔の話

 魔理沙　さて，統計の堅苦しい話ばかりだと疲れるから，ちょっとした小話でもしようか。

 霊　夢　うん。

 魔理沙　1,000年以上昔，信心深いある山村で疫病が流行って，毎年人口の1割が亡くなっていったんだ。全身に発疹が出て，強い呼吸困難があり，奇声を上げながら人々が死んでいく。若者も老人も子どもも妊婦も，この疫病で倒れた。死体は3日で腐って，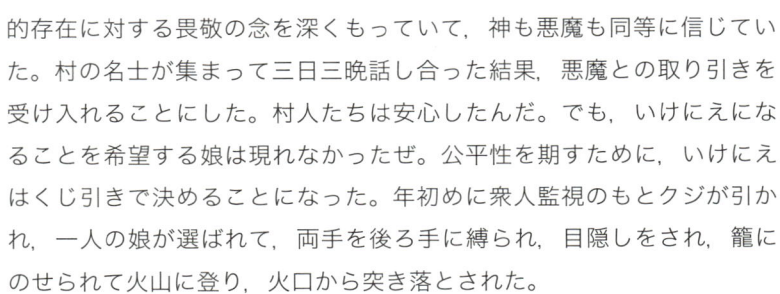ウジが湧き，村人たちは恐れおののいていた。あるとき，悪魔が村長の枕元に立って言ったんだ。「毎年，年初めに未婚の娘をいけにえにすれば疫病を止めてやろう」と。

　村人たちは，人智を超えた大いなる超自然的存在に対する畏敬の念を深くもっていて，神も悪魔も同等に信じていた。村の名士が集まって三日三晩話し合った結果，悪魔との取り引きを受け入れることにした。村人たちは安心したんだ。でも，いけにえになることを希望する娘は現れなかったぜ。公平性を期すために，いけにえはくじ引きで決めることになった。年初めに衆人監視のもとクジが引かれ，一人の娘が選ばれて，両手を後ろ手に縛られ，目隠しをされ，籠にのせられて火山に登り，火口から突き落とされた。

　翌日には疫病で苦しんでいたすべての患者は元気になって，その後は新しい罹患者は誰も出なかったんだ。でも，その年の終わりに村長はま

た悪魔の夢を見た。「来年も疫病を避けたければ，年初めにいけにえを火口に投げ込め」と。結局，村長は悪魔との取り引きを受け入れて，翌年も疫病を回避することにしたんだな。

 霊夢 ずいぶんひどい話ね。1,000年以上前とはいえ，人権無視もはなはだしいわ。村のためとかいうキレイごとのために，娘さんをクジで選んで殺してしまうなんて，ひどいじゃない。

 魔理沙 霊夢が村長だったらどうするんだ？

 霊夢 村人を守りたいけれど，いけにえは出したくないわ。いけにえの犠牲の上で成り立つ平穏な生活なんて，幸せを感じられないもの。いけにえを出さずに何とかなる方法を考えるわ。

 魔理沙 それこそキレイごとだね。

 霊夢 そんなことないわ！　村長の味方をするなら，魔理沙こそ人でなしよ！

 魔理沙 霊夢の言うとおり，私は人でなしかもしれない。正義感あふれる霊夢の気持ちはよくわかったよ。では，別の国の話をしよう。昔々，ある別の国でも疫病が広がっていたんだ。一度発症すると呼吸困難を生じ，全身が痲痺化し，死に至る難病だった。人々は対応に難渋していたが，薬草を煎じて飲むと疫病を予防できることがわかり，国民は年に1回煎じ薬を飲むことになった。煎じ薬のおかげで疫病はなくなったが，この薬を飲むと，急に息ができなくなり心臓が止まってしまう人がたまにいたんだぜ。

 霊夢 たまに，ってどれくらいの頻度？

 魔理沙 100万人に1人くらいだな。お偉いさんたちが集まっていろいろ考えたが，疫病が広まるのは，疫病にかかった本人だけの問題ではなく，共同体全体の問題になると判断して，全国民が煎じ薬を飲み続けることになったんだ。疫病の予防を優先せざるを得なかったのさ。

 霊夢 これって，いまでいうワクチンね。

魔理沙　たまに出る心停止はどう考える？

 霊　夢　一定確率で副作用が強く出てしまうのは，仕方ないんじゃない？

 魔理沙　運が悪かったと思ってあきらめろと。

 霊　夢　まぁそうね……。本人には気の毒だけど。

 魔理沙　気の毒で片づけられる話かい？

 霊　夢　とはいっても，伝染病って本人だけの問題ではないもの。下手したら黒死病のように国が滅びてしまうわ……。

 魔理沙　霊夢の言っていることは完全に矛盾しているが，気がついているか？

 霊　夢　はぁ？　ワクチンがどれだけ大切かわかってる？　コロナのときだって，みんながワクチン打たなかったら，国内だけで何百万人も亡くなっていたかもしれないわ。mRNA ワクチンを作ったカリコとワイスマンは，ノーベル賞を受賞したのよ。

 魔理沙　霊夢の言うとおり，ワクチンは重要だよ。予防に勝る治療はないからね。

 霊　夢　じゃあ，何がどう矛盾しているの？

 魔理沙　火山のいけにえと，薬草ワクチンは，構造が同じなんだ。

 霊　夢　！！！

 魔理沙　みんなの幸福のために，運の悪い人がランダムで犠牲になることを受け入れるかどうかっていう問題だよ。

 霊　夢　じゃあ，ワクチンをやめればいいの？

魔理沙 それは違うぜ。ワクチンは大切だと思う。私もいろいろなワクチンを受けている。どこかで私の知らない誰かが副作用で亡くなっても，仮に私の家族や友人が副作用で倒れることがあっても，みんなが受け続けるべきワクチンはあると思うよ。

 霊　夢 ……。

 魔理沙 私はいけにえをクジで選んでいる村長と同じ穴のムジナだ。人でなしと蔑むがよい。しかし，多くの医療従事者は私の意見に賛成するだろうな。この問題は，倫理学では悪魔のくじ引きと言われている。

 霊　夢 いったいどうすればいいの？

 魔理沙 私はこの倫理的問題に対する回答をもたない。霊夢たち若者が考えて社会を良くしてほしい。

 霊　夢 （自分だって若者のくせに……）

Point

- リスク差はリスク比と違い治療効果の絶対量を示せる。
- リスク差の逆数を NNT という。
- NNT やリスク差が小さいが，オッズ比やリスク比で結果を大げさに見せているプレゼンが頻繁にあるので注意する。

索引

英数字

2×2クロス集計表　161, 170, 179, 208
3変数　139
95％信頼区間
　　　　65, 94, 95, 119, 155, 197
　――の求め方　105
α　29
β　29
χ^2検定　55, 178, 200, 209
anchor method　31
BellCurve-エクセル統計　131
BMI　55, 155
BNP　75
ChatGPT　146
CRP　56, 72, 136
distribution method　31
Easy R（EZR）　131
Excel　132, 141, 166, 203
　――の基本関数　143
F分布法　164
GraphPad Prism　131
IQR（interquartile range）　79, 144
MCID（minimally clinical important difference）　23, 30
NNH（number needed to harm）
　　　　217
NNT（number needed to treat）　216
P値　4, 9, 19, 41, 115, 200
probability　18, 162
proportion　162
PubMed　179
R（統計ソフト）　132, 146

rate ratio　208
RCT（ランダム化比較試験）　28, 124
relative risk　208
Review Manager（RevMan）　132
risk ratio　208
SEM（standard error of the mean）
　　　　101, 195
t分布　54, 106, 156, 165
Z値　112, 197
Z検定　115, 196, 210

和文

■あ
悪魔のくじ引き　222
アグレスティ・クール法　164

■い
イェーツの補正　204
イタリア人　87

■う
上側面積　115
後ろ向き研究　37, 190

■え
エラーバー　104

■お
おせち料理　125
オッズ　182, 211
　――比
　　　　91, 147, 177, 179, 184, 209, 217

——比の標準誤差 195

■か

階級別の表形式 137
ガイドライン 123
確率分布 156
風邪 184
片側検定 11
カテゴリー変数 84
簡易文面 82
間隔尺度 44
関数 141
関連がない 10, 175, 201

■き

棄却 6
記述統計学 89
期待値 182, 202
帰無仮説 4, 20, 29, 157, 175, 203
逆数 188, 193
行と列 171
近似計算 164

■く

区間推定 93, 155, 161, 195
クロス集計表 170, 205
クロッパー・ピアソン法 164

■け

血液型 176
検出力 28, 30

■こ

コイントス 10, 64
抗核抗体 77
高血圧 217

コーヘンのd 31
コクラン・アーミテージ検定 17, 206
コクラン・マンテル・ヘンツェル検定 139
コックス比例ハザードモデル 163, 185
コントロール（比較群） 122

■さ

差 119, 190
——がない 10, 24, 193
サイコロ 35, 59, 109
サブグループ解析 40
サンプルサイズ 20, 94, 100

■し

実測値 201
質的変数 46, 84
四分位範囲 78, 79, 144
シャム 124
重回帰分析 163, 185
集計表形式 135
自由度 177
主役のP値 34
主要評価項目 32, 33
手裏剣 38
順序変数 46, 83, 138, 175
症例対照研究 179, 188
信頼区間 94

■す

推計統計学 89
スクリプト 132, 144, 146
スタンレーの尺度 44
スチューデントのt検定 54, 178
スピアマンの順位相関係数 85

■せ

正規分布	48, 63, 72, 80, 106, 112, 156, 164
——表	117
生成AI	146
ゼロセル補正	192
線形スケール	179, 194
選択バイアス	185
全例列挙	82

■そ

相加平均	69, 193
早期脳腫瘍手術試験の患者背景	17
相乗平均	69, 193

■た

対応のあるt検定	54
対数オッズ比	196
対数スケール	180, 194
大数の法則	110
対数変換	76, 196
代表値	69
対立仮説	30
多重検定	33, 36
多変量解析	140, 163, 184, 213
ダミー変数	163
単群研究	159, 168
単変量解析	139, 185

■ち

チャイルド・ピュー分類	52
中央値	70, 79
中心極限定理	48, 106, 110, 115, 156
調和平均	69

■て

底	196
典型的なクロス集計表	172, 175, 205
点推定（点推定値）	93, 100, 155, 161, 195

■と

統計手法一覧	152
統計ソフト	131
統計値	101, 162, 195
統計的な差（統計的有意差）	25, 27
独立である	176, 201
度数分布表	82
ドットプロット	82

■に

二項定理	164
二値変数	46, 83, 137, 160, 170

■ね

ネイピア数	198

■の

ノンパラメトリック解析	54, 85

■は

パーセンタイル	144
バーチャート	82
箱ひげ図	82
外れ値	71
白血球数	72
パラメトリック解析	48, 54, 75

■ひ

比	119, 190
引き算ができる	49

引数	141	べき乗（累乗）	141
ヒストグラム	71, 82, 84	ベッセルの補正	62, 178
非正規分布	72, 78, 80, 112	ヘモグロビン	103, 118, 158
標準化	113	ベル	63
標準誤差	99, 162, 195, 204, 209	偏差	60
標準正規分布	65, 113	——値	113
標準治療	122	変数の種類	43
標準偏差	58, 64, 73, 99, 112, 195	変数の変換	56
標本	89		
——オッズ比	195	■ほ	
——の分布	109	母オッズ比	190
——標準偏差	62, 99, 178	——の推定・検定	195
——平均	93, 99, 106, 115	母集団	89
——平均の分布	109, 118	——標準偏差	62
比率	161	母集団平均（母平均）	93, 95, 154
比例尺度	44	——の検定	157
非劣性試験	128	母比率	160
広場の人々	91	——の検定	167
貧血	103, 118, 158	母分散	106
		母リスク比	209
■ふ		ボンフェローニ補正	36
フィッシャー	15		
——の正確確率検定		■ま	
	55, 178, 200, 210	前向き研究	37
副作用	205	マン・ホイットニーのU検定	54
プラセボ	124, 205		
プレゼン	40, 74, 81, 217	■め	
プロトコール	33, 37	名義変数	46, 84, 138, 172
分散	61, 106, 164	メタアナリシス	27, 132, 164, 194
■へ		■も	
平均±標準偏差×2	65, 95, 107	盲検化	124
平均±標準誤差×2	106	モブキャラのP値	34
平均値	59, 66, 69, 99, 112	モンブラン	171
——からの逸脱具合	120		
ベースリスク	215, 218		

■ゆ

有意 15
有限母集団補正 155

■り

離散変数 47
リスク 181, 208, 211
　——差 208, 211
　——比 177, 179, 184, 207, 212
　——比の標準誤差 209
リスト形式 135
両側検定 11, 35, 116
量的変数 46, 67, 79, 137, 154
　——のプレゼン方法 82
臨床的な差（臨床的有意差） 25, 27

■れ

例数設計 27
連続変数 47
連続補正 192

■ろ

ロジスティック回帰分析 163, 184
ロング形式 135

■わ

ワイド形式 135
ワクチン 214, 221
輪投げ 96
割合 161

霊夢と魔理沙（©上海アリス幻樂団）について
・本書での使用には上海アリス幻樂団の許可を得ています。
・本書の内容は東方Projectの原作と関係ありません。また，霊夢と魔理沙の設定
　は独自解釈に基づいています。
・霊夢と魔理沙のイラストは，本書の制作にあたり新規に描き起こしたものです。

読者アンケートのご案内

本書に関するご意見・ご感想をお聞かせください。

下記二次元バーコードもしくはURLから
アンケートページにアクセスしてご回答ください
https://form.jiho.jp/questionnaire/book.html

※本アンケートの回答はパソコン・スマートフォン等からとなります。
　まれに機種によってはご利用いただけない場合がございます。
※インターネット接続料、および通信料はお客様のご負担となります。

ゆっくり解説
霊夢と魔理沙の臨床統計 1

定価　本体3,400円（税別）

2024年11月30日　発　行

著　者　　堀田 信之（ほりた のぶゆき）

発行人　　武田 信

発行所　　株式会社 じ ほ う

101-8421　東京都千代田区神田猿楽町1-5-15（猿楽町SSビル）
振替　00190-0-900481
＜大阪支局＞
541-0044　大阪市中央区伏見町2-1-1（三井住友銀行高麗橋ビル）

お問い合わせ　https://www.jiho.co.jp/contact/

©2024 堀田信之　　　　　　組版　UNISON　　印刷　シナノ印刷(株)
Printed in Japan

本書の複写にかかる複製，上映，譲渡，公衆送信（送信可能化を含む）の各権利は
株式会社じほうが管理の委託を受けています。

JCOPY ＜出版者著作権管理機構 委託出版物＞
本書の無断複製は著作権法上での例外を除き禁じられています。
複製される場合は，そのつど事前に，出版者著作権管理機構（電話 03-5244-5088,
FAX 03-5244-5089，e-mail：info@jcopy.or.jp）の許諾を得てください。

万一落丁，乱丁の場合は，お取替えいたします。

ISBN 978-4-8407-5619-8